●［　　］内に用語などを書き込むことによって、正しい知識、透析の流れ、看護のポイントなどが理解できるようになります。

［　　］を埋めるだけで満足するのではなく、あなたが日々学んだことや考えたことをどんどん書き込んで、あなただけの「透析看護ノート」を完成させましょう！

●あなたが困ったときや悩んだときなどに力づけてくれる、先輩看護師からのアドバイスや励ましの声を掲載しました。

あなた自身がだれかに教えるときにもきっと役立ちます。

●巻末の解答編（別冊）には、解答のほかに、習得のコツを示しました。

施設によって、透析機器や技術的なこと、用語や略語の呼び方などは異なることがあるので、わからないことは先輩に聞いてみましょう。

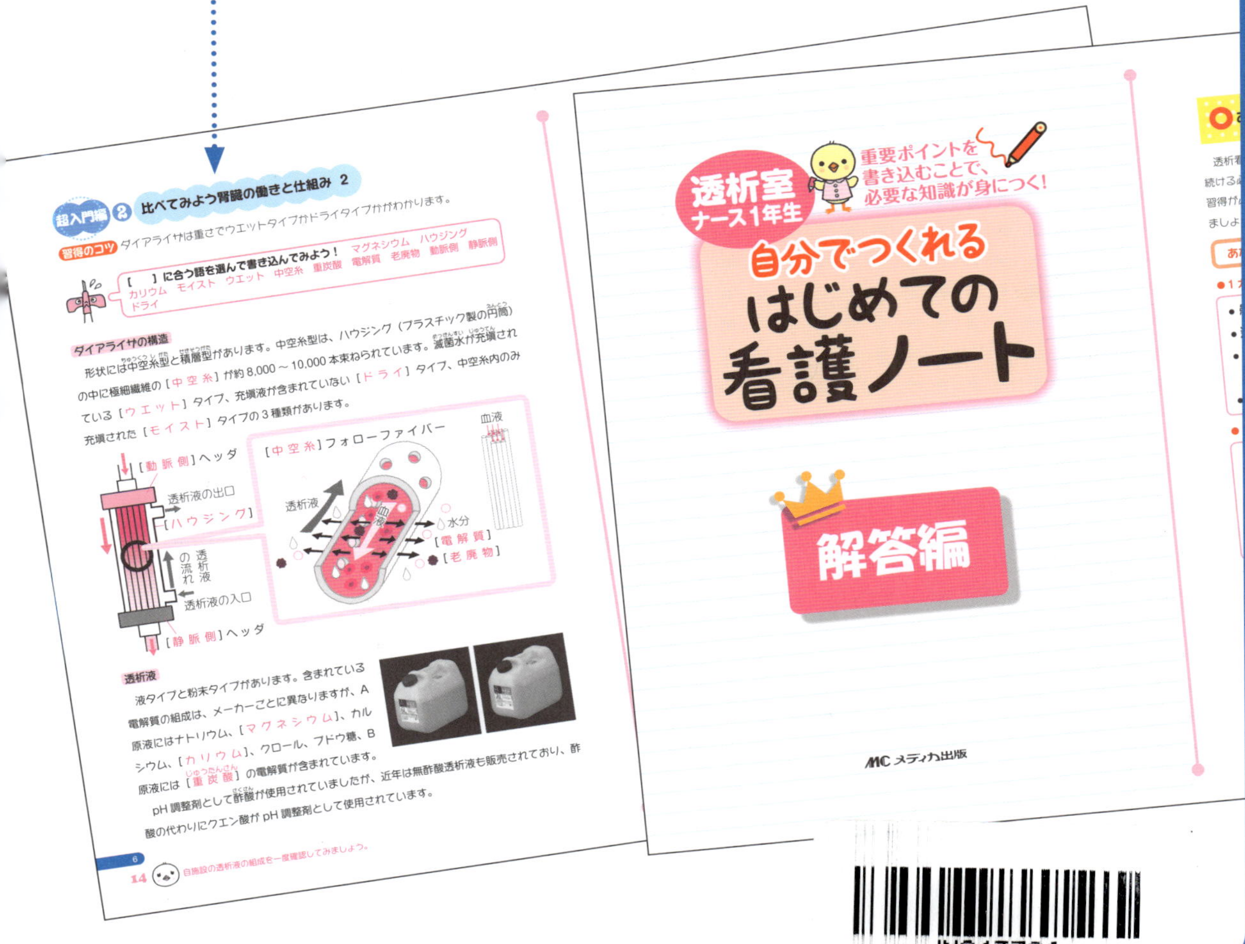

透析室
ナース1年生

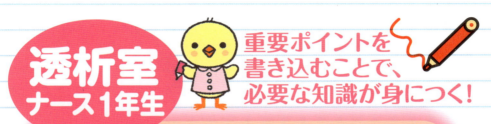

重要ポイントを
書き込むことで、
必要な知識が身につく!

自分でつくれる はじめての看護ノート

監修 松岡哲平 医療法人社団大誠会 理事長

MC メディカ出版

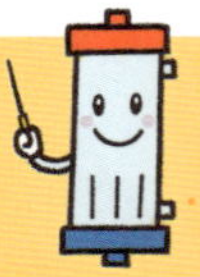

はじめて透析看護を学ぶあなたへ

透析って大変？　透析看護って何？

透析室の扉を開けると、ずらりと並んだ透析の機械や太い針による穿刺《せんし》風景、テキパキと仕事をしている看護師の姿、はじめて透析看護を学ぶあなたはどのように感じるのでしょうか。

「機械の操作はできるかな？」「穿刺が難しそう」「患者さんと上手くかかわれるかな？」などと戸惑いを抱いている方が多いのではないでしょうか。

透析看護は、慢性疾患とは思えない日々の変化や、長期透析によるさまざまな合併症など、治療だけのかかわりではない奥の深い分野でもあります。患者さんの透析治療を安全・安楽に行うためにも、まずは専門的な知識や技術の習得が必要になってきます。

腎臓の働き、透析機器の操作やプライミング、穿刺、透析中の観察項目、透析治療に使われる薬剤、検査データの見方、食事療法についてなど、学ぶことは盛りだくさんです。

そこで、透析看護にはじめて取り組む皆さんへの道しるべとして、楽しみながら学び、活用できる、あなただけの「透析看護ノート」を作成しました。

使い方は自由です。日々の学びや自分の考え、そのほかどんなことでもどんどん書き込んでいきましょう。その書き込みが学びとなり、自己の振り返りにも活用できるようになるのです。完成させるのは、あなた以外の誰でもありません。

このノートが完成する頃には「どんな看護師になっているのか？」「完成したときの喜びは？」とイメージしてみましょう。イメージするだけでワクワクしますよ！

透析看護という新しい世界への第一歩、ページを開いて踏み出しましょう！

世界に１つしかない、あなただけの「透析看護ノート」を楽しみながら作成することで、あなたの戸惑う気持ちが少しでも軽減されれば幸いです。

2015年１月

医療法人社団大誠会 統括部人事課長（看護師）
種田 美和

あなたの目標を決めてチャレンジしてみよう！

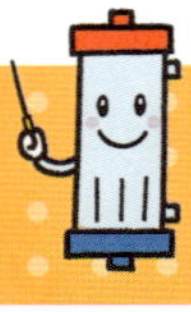

透析看護の対象は、腎臓に障害をもつ患者であり、透析治療は長期的かつ連続的に、終生続ける必要があります。そのため、透析看護師には透析技術実践能力と透析看護技術能力の習得が必要です。まずは、透析機器、投与薬剤、患者の言動や先輩スタッフの動きを観察しましょう。そして観察から見えてくる疑問について考え、学習していきましょう。

あなたの考えた半年間の目標を書き込んでみましょう！

●1カ月目

●3カ月目

●6カ月目

まずは透析室の1日の流れを知り、先輩の動きや対応の様子を見せてもらいましょう。

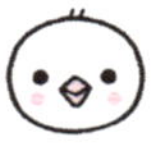

もくじ

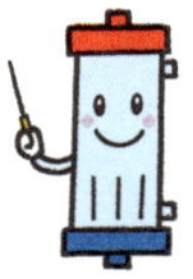

解答や習得のコツは→別冊 p.2 へ

超入門編 1 治療法選択 1

1 血液透析《けつえきとうせき》

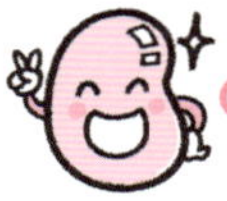

[　　] に合う語を選んで書き込んでみよう！ アルブミン尿　糸球体濾過量　情報提供　血液透析　腹膜透析　腎臓移植　腎障害　蛋白尿　老廃物　CKD

各療法の特徴

私たちは飲食により生命維持に必要な栄養素を摂取し、体内で利用したあと [　　　　] として体外へ排出する工程を繰り返しながら生きています。腎臓の働きが健康な人の60%以下に低下するか、腎障害の所見が 3 カ月以上続く状態を慢性腎臓病《まんせいじんぞうびょう》（[　　　　]）といい、これらが進行した状態を末《まっ》期《き》腎《じん》不《ふ》全《ぜん》といいます。末期腎不全の治療法には、水・電解質《でんかいしつ》および老廃物を除去する手段である透析療法と、別の腎臓を移植する [　　　　　] があります。また、透析療法には [　　　　　] と [　　　　　] があります。

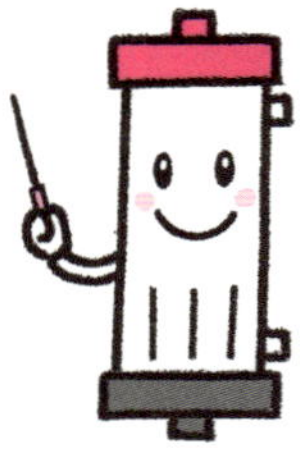

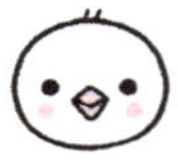

看護のポイント

療 法選択《りょうほうせんたく》のときに、患者さんは医師から各療法の説明を受けます。看護師はわかりやすい言葉で患者さんに [　　　　　] をすることで、患者自身が理解したうえで治療を受け入れることができるように、選択の手助けをする必要があります。

CKD の定義[1)]

①尿異常、画像診断、血液、病理で [　　　　] の存在が明らか、とくに 0.15g/gCr以上の [　　　　]（30mg/gCr以上の [　　　　　　　　　]）の存在が重要

② [　　　　　　　　　]（GFR）＜ 60mL/ 分 /1.73m^2

①・②のいずれか、または両方が 3 カ月以上持続する。

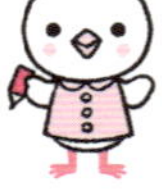

超入門編 ① 治療法選択 1

解答や習得のコツは→別冊 p.2 へ

【　】に合う語を選んで書き込んでみよう！　ダイアライザ　バスキュラー
血液ポンプ　シャント　抗凝固薬　尿毒素　静脈　動脈　血液　水分

血液透析（HD）けつえきとうせき　エイチディー

　血液透析は、[　　　]を体外で循環させて人工腎臓を使って余分な[　　　]や[　　　]を除去して、体に戻す療法です。通常の採血に使用する[　　　]では勢いが足りないため、動脈と静脈をつなぐ手術をして[　　　]（[　　　　　]アクセス）とよばれる血管を作製します。そこに針を2本刺し、1本は血液を体外に取り出すのに使用し、もう1本は[　　　　　]という人工腎臓内を通過して浄化した血液を再び体内に戻すために使用します。

血液透析における血液の流れ[2]

体外循環の流れを理解することはとても大切なことですよ。がんばって覚えましょう。

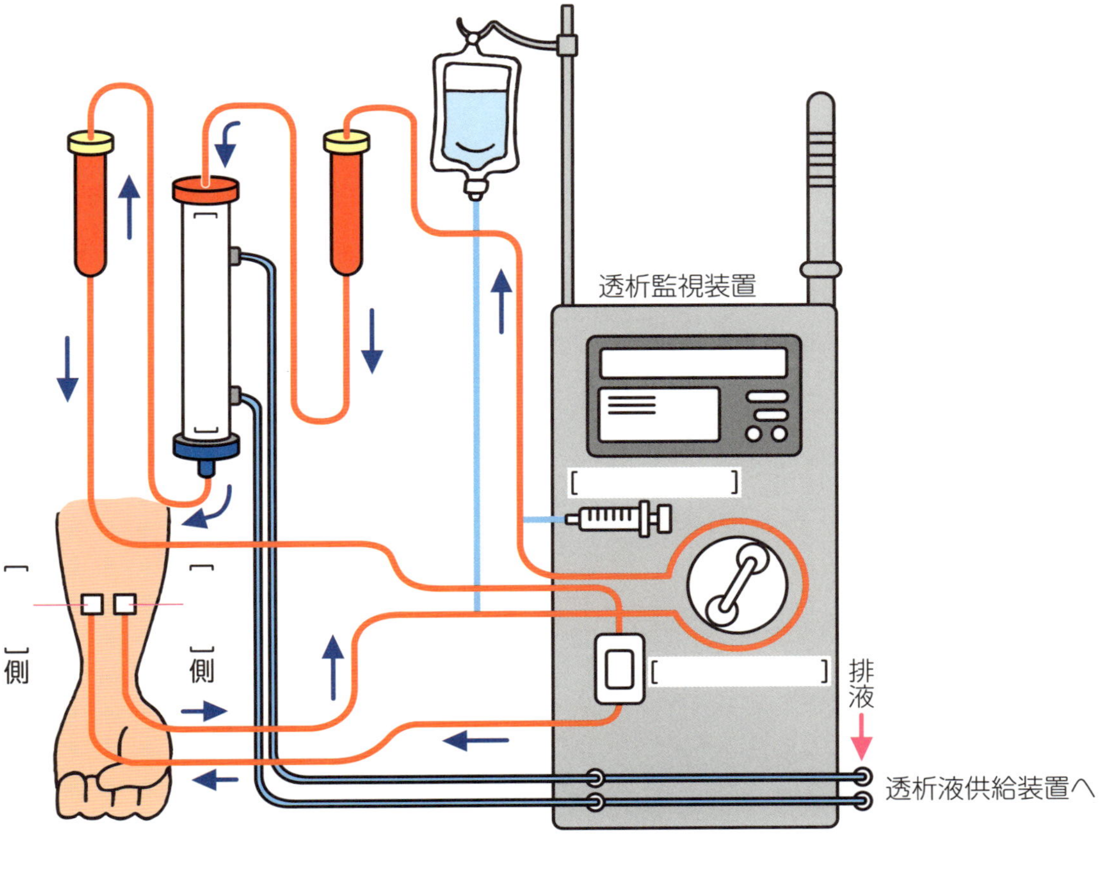

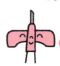

解答や習得のコツは→別冊 p.3 へ

超入門編 1 治療法選択 1

[　　] に合う語を選んで書き込んでみよう！ 血液濾過　限外濾過　老廃物　血液　濾過　水分　除水　on　off　大　中　小　前　後

血液濾過《けつえきろか》（HF《エイチエフ》）

透析液を使用せず、[　　　　　] フィルターを用いて、[　　　] 側から [　　　] 側に圧力を加えて、不要な [　　　] や [　　　　] を含む濾液《ろえき》を捨てて、再吸収の代わりに補充液《ほじゅうえき》としてポンプで血液に戻す方法です。[　　　] 希釈方式《きしゃくほうしき》と [　　　] 希釈方式があります。血《けつ》液透析《えきとうせき》（HD《エイチディー》）は [　　　] 分子量物質《ぶんしりょうぶっしつ》の除去に、HF は [　　　] ～ [　　　] 分子量物質の除去に優れています。

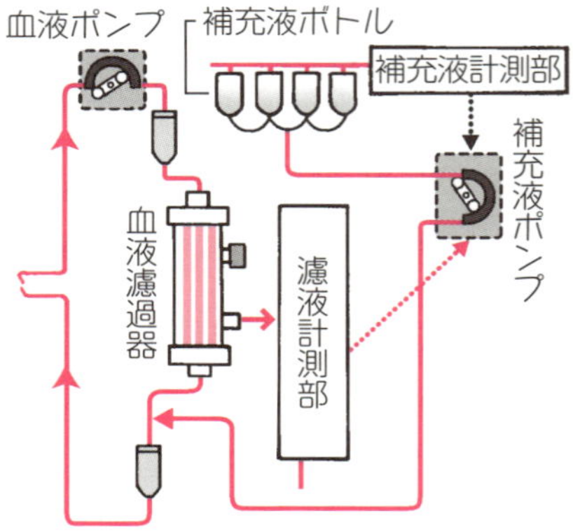

血液透析濾過《けつえきとうせきろか》（H D F《エイチディーエフ》）

HD と HF を同時に実施する方法です。

補充液バッグを使用する一般的な方法です。

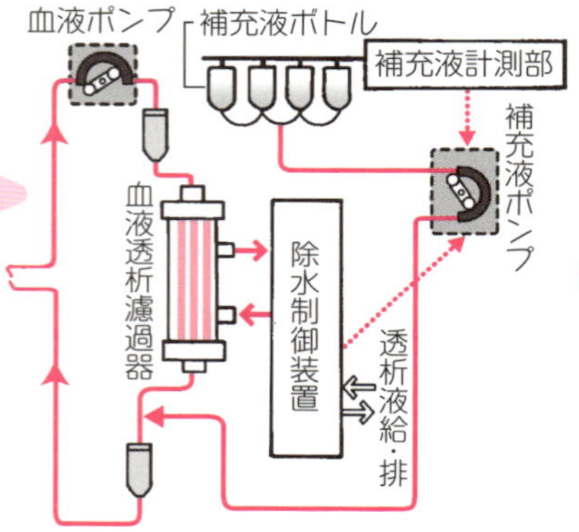

[　　　] - line HDF

補充液バッグを使用せずに、高度に洗浄化された透析液を使用する方法です。

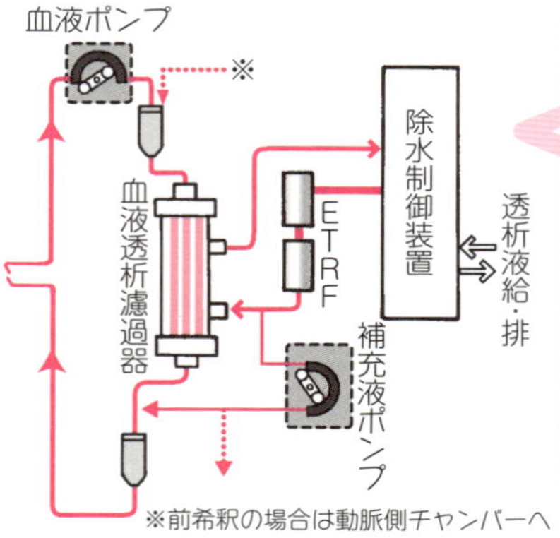

[　　　] - line HDF

体外限外濾過法《たいがいげんがいろか》（ECUM《イーカム》）

HD も HF も行わず、[　　　　　] フィルターから水分だけを除去する方法です。速やかに [　　　] だけ行いたい場合に有効です。うっ血性心不全などにより通常の透析のみではまかなえない場合や、血圧低下などにより十分な除水ができない場合などに行われます。

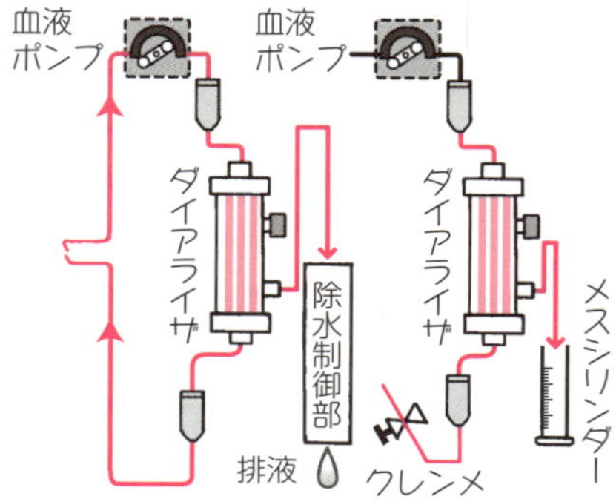

「難しい～！」って、敬遠しがちなところかもしれませんね。

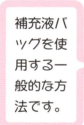

解答や習得のコツは→別冊 p.3 へ

超入門編 1 治療法選択 2

2 腹膜透析《ふくまくとうせき》

[　　] に合う語を選んで書き込んでみよう！　ダグラス窩　尿毒素　浸透圧　出口部　透析液　外部　内部　拡散　腹膜　腹腔　水分　毛細血管

腹膜透析のしくみ

お腹の中には、腹膜という臓器を覆っている広い膜組織《まくそしき》があります。この膜に覆われている空間を [　　　] といいます。腹腔内に透析液を入れて一定時間貯留《ちょりゅう》すると、腹膜を介して血中の [　　　　] や [　　　] を透析液側に移動させることができます。十分に移動した時点で透析液を体外に取り出すことによって、血液浄化《けつえきじょうか》が行われます。血液と [　　　　] の差がある透析液を注入することにより、血液中にある過剰な水分を透析液側に移動させて取り除くことができるのです。老廃物《ろうはいぶつ》は濃いほうから薄いほうに [　　　] する性質があるため、血液から透析液側に移動します。このように、[　　　　] と [　　　] という原理を利用して腹膜透析ができるのです。

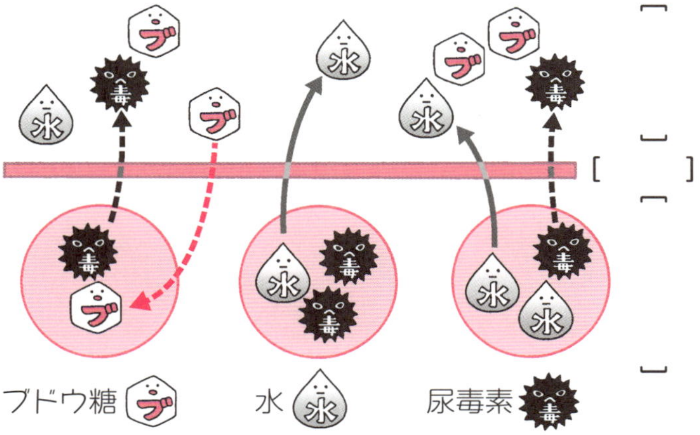

カテーテル留置

腹膜透析にはカテーテルを腹部に留置する手術が必要です。

[　　　　] の位置は患者自身が処置を行いやすい場所を選びます。

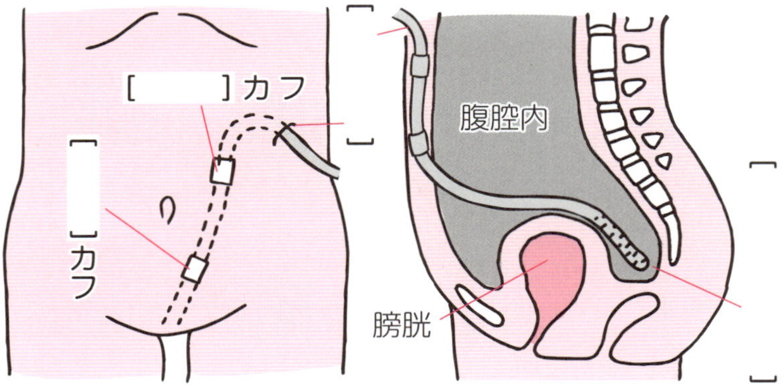

カフの位置と出口部の位置

解答や習得のコツは→別冊 p.4 へ

超入門編 1 治療法選択 3

3 腎臓《じんぞう》移《い》植《しょく》

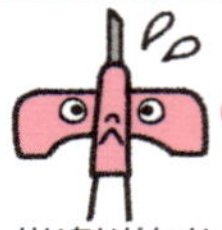

[　　]に合う語を選んで書き込んでみよう！ レシピエント　生体腎移植　献腎移植　心停止後　ドナー　生着率　自発的　脳死下

生体腎《せいたいじん》移《い》植《しょく》と献腎《けんじん》移《い》植《しょく》の違い

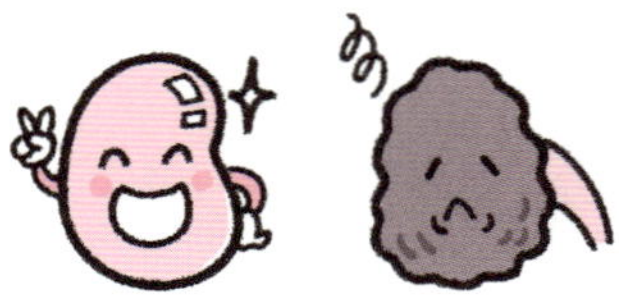

腎移植には、健康な人から臓器提供を受ける［　　　　　　　］と亡くなった人から臓器提供を受ける［　　　　　　］があります[3]。腎臓を提供される人を［　　　　　　　　　］、腎臓を提供する人を［　　　　］といいます。

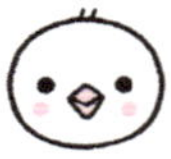

献腎移植のポイント（レシピエント候補者の優先順位）

各項目〔所在地（同一県内優先）、組織適合性（HLA 抗原に含まれる白血球抗原）、待機日数（長期間優先）、小児（20 歳未満優先）〕について計算し、合計ポイントが高い順に候補者に選ばれます。

生体腎移植

ドナーの提供《ていきょう》意思《いし》が［　　　　］で、臓器提供後も健康な状態を維持できることが必須条件です。それらの条件を満たしたうえで、生体腎移植は行われます[3]。腎摘出《じんてきしゅつ》から移植までの阻血時間《そけつじかん》が短いため、移植腎《いしょくじん》の［　　　　］は献腎移植と比べて良好です。

献腎移植

献腎移植は、［　　　　　　］または［　　　　］による臓器提供の 2 通りで、［　　　　］が極めて少ないのが現状です。移植希望の登録を行い腎提供があった場合、上記の合計ポイントが高い順にレシピエント候補に選定されます。

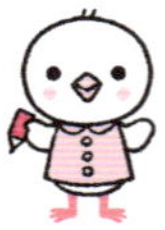

献腎移植手術を長い期間待ち続けている、患者さんの気持ちを考えてみましょう。

明るい笑顔を透析室に……

透析室に入室してきた患者さんに、「おはようございます（こんにちは）」、穿刺のためベッドサイドで「お願いします。始めますね」、治療が終了し「お疲れさまでした。気をつけて」。

毎日、繰り返すあいさつですが、帰っていく患者さんに「お大事に」とはいいません。入職した当初に「お大事に」といっていた私に、先輩ナースが「お大事にとはいいません。お疲れさまで」といわれました。透析治療は、ずっと続く治療であり、透析を行っているからといって大事に、安静にしている必要はありません。その日、4～5時間の透析治療が終わって、「治療お疲れさまでした」なのです。

私にとっては「そうなのか！！」と目からウロコの一言でした

スタッフからの言葉かけ1つで、よくも悪くもなります。「透析は好きではないけど、ここに来て他の患者さんやスタッフと話すのが好きなんだよ」「家にいても1人だし、あんまり話さないから……」といわれる患者さんもいます。

スタッフがニコニコ、笑顔であいさつすることで、透析室は明るくなります。暗い透析室ではなく明るい透析室にしたいと思っています

信頼関係構築の最初の一歩はあいさつです。目指せ！ あいさつ美人！！

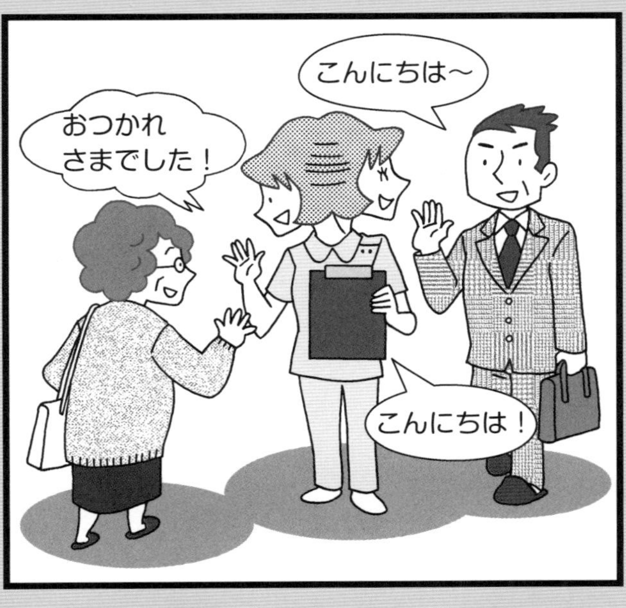

解答や習得のコツは→別冊 p.5 へ

超入門編 2　比べてみよう腎臓の働きと仕組み 1

1　腎臓の構造と働き

[　　] に合う語を選んで書き込んでみよう！　ボウマン嚢　ネフロン　前腹膜腔　後腹膜腔　腎動脈　腎静脈　腎小体　糸球体　尿細管　再吸収　尿管　原尿　腎門　120　150　1.2　1.5

腎臓（尿生成《にょうせいせい》）の仕組み[4)]

腎臓は、[　　　　　] にあり、左右に１個ずつあります。腎臓のへこんだ部分を [　　　] といい、腹部大動脈《ふくぶだいどうみゃく》から枝分かれした [　　　　] から大量の血液が腎臓内に送り込まれ、[　　　　] から下大静脈《かだいじょうみゃく》に戻る仕組みになっています。腎動脈から腎臓に流れ込んだ血液は [　　　　] に入り、ここで濾過《ろか》されます。糸球体は [　　　　　　] とよばれる袋に包まれており、尿は [　　　　　　] から尿細管を通って腎盂《じんう》へ送られ、血液は [　　　　] から腎静脈に送られます。腎臓の最小単位は [　　　　　] とよばれ、糸球体とボウマン嚢からなる [　　　　]、それに連なる [　　　　]（近位尿細管《きんいにょうさいかん》、ヘンレ係蹄《けいてい》、遠位尿細管《えんいにょうさいかん》）、それらを取り巻く血管系で構成されています。糸球体によって限外濾過《げんがいろか》された尿は [　　　] とよばれ、尿細管を通過する過程で [　　　　]・分泌が行われます。

腎臓の大きさは１個あたり約 [　　　] ～ [　　　] g 程度あります。

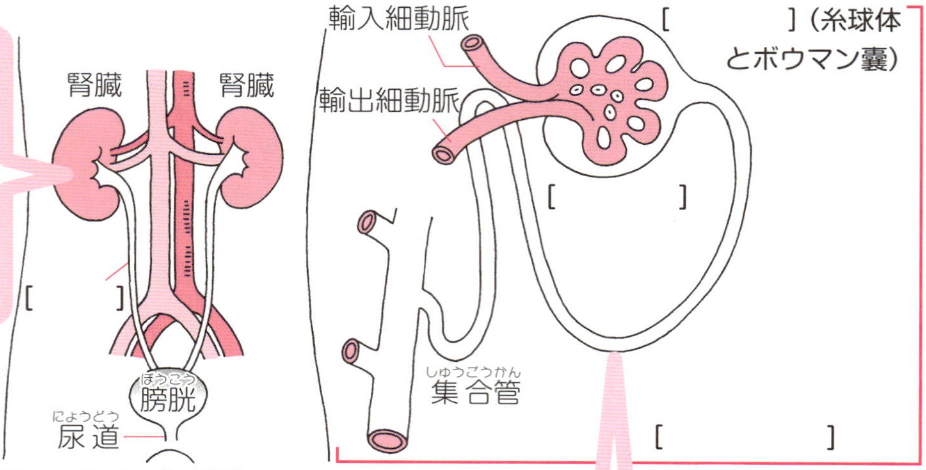

腎臓（尿生成）の仕組み[4)]より改変

原尿は１日に約 [　　　] ～ [　　　] L 生成されます。再吸収・分泌が行われた最終尿は、[　　　] ～ [　　　] L/ 日となり排尿されます。

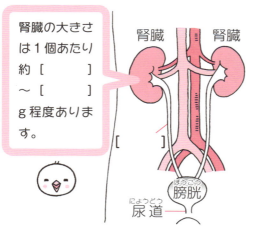

解答や習得のコツは→別冊 p.5 へ

超入門編 2 比べてみよう腎臓の働きと仕組み 2

2 透析の原理と働き

[　　] に合う語を選んで書き込んでみよう！　重炭酸イオン　半透膜　電解質　透析液　老廃物　血液　圧力　陰圧　陽圧　除水　高い　低い

透析の原理①（拡散《かくさん》）

半透膜《はんとうまく》を介して血液と透析液が接することにより、血液中の尿毒素《にょうどくそ》や余分な水分を透析液に移動させ、不足している物質を補う治療が透析です。拡散は、濃度の異なる溶液が混じり合って均一になろうとする現象です。透析では半透膜（ダイアライザまたは腹膜）を介して血液と透析液が接しており、膜の細孔《さいこう》を通過できる物質は、濃度の［　　　］ほうから［　　　］ほうへ移動します。拡散の効果を最大限に生かせるように、血液と透析液は、逆向きの向流《こうりゅう》になるように流入させます。

透析では、濃度の［　　　］血液中のクレアチニン、尿素窒素《にょうそちっそ》、カリウム、尿毒素などが透《とう》析膜《せきまく》を介して［　　　　］に移動します。逆に透析液に多く含まれる［　　　　　　］は透析液から［　　　］に補われます。

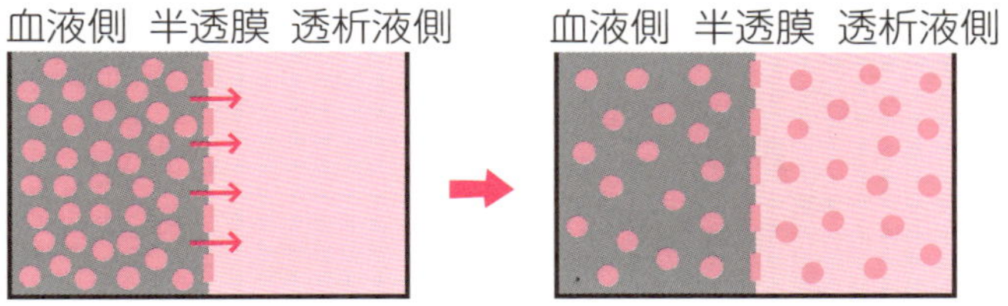

透析の原理②（限外濾過《げんがいろか》）

限外濾過は、機械的に膜の両側に［　　　］をかけ、血液中の水分を透析液に移動させる方法です。透析では血液側の圧力を高くする［　　　］と透析液側の圧を高くする［　　　］があり、血液側と透析液側の間に圧力差が生じて、［　　　］側から［　　　　］側に水分が移動します。この方法により［　　　］が行われ、水分以外にも孔《あな》を通り抜けることができる［　　　　］などもいっしょに透析液側に出てきます。

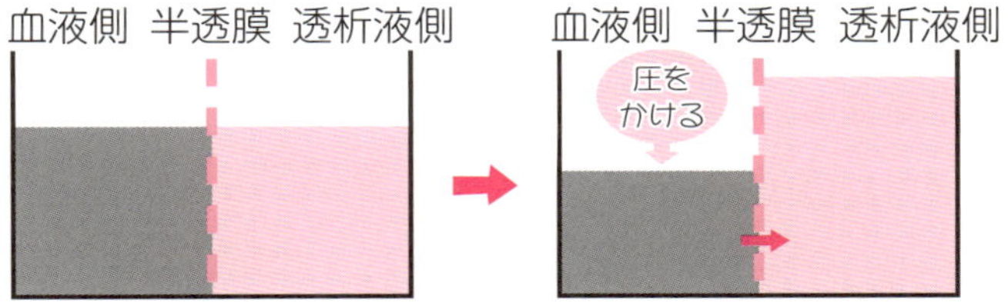

ダイアライザ

血液透析は、ダイアライザの［　　　　］を介して物質交換《ぶっしつこうかん》を行います。血液中の［　　　　　］を透析液中に移行し、透析液中から血液中に［　　　　］の補充を行います。

解答や習得のコツは→別冊 p.6 へ

超入門編 ❷ 比べてみよう腎臓の働きと仕組み 2

[　　] に合う語を選んで書き込んでみよう！ マグネシウム　ハウジング　カリウム　モイスト　ウエット　中空糸　重炭酸　電解質　老廃物　動脈側　静脈側　ドライ

ダイアライザの構造

形状には中空糸型《ちゅうくうしがた》と積層型《せきそうがた》があります。中空糸型は、ハウジング（プラスチック製の円筒《えんとう》）の中に極細繊維の [　　　　] が約 8,000 ～ 10,000 本束ねられています。滅菌水《めっきんすい》が充填《じゅうてん》されている [　　　　] タイプ、充填液が含まれていない [　　　　] タイプ、中空糸内のみ充填された [　　　　] タイプの 3 種類があります。

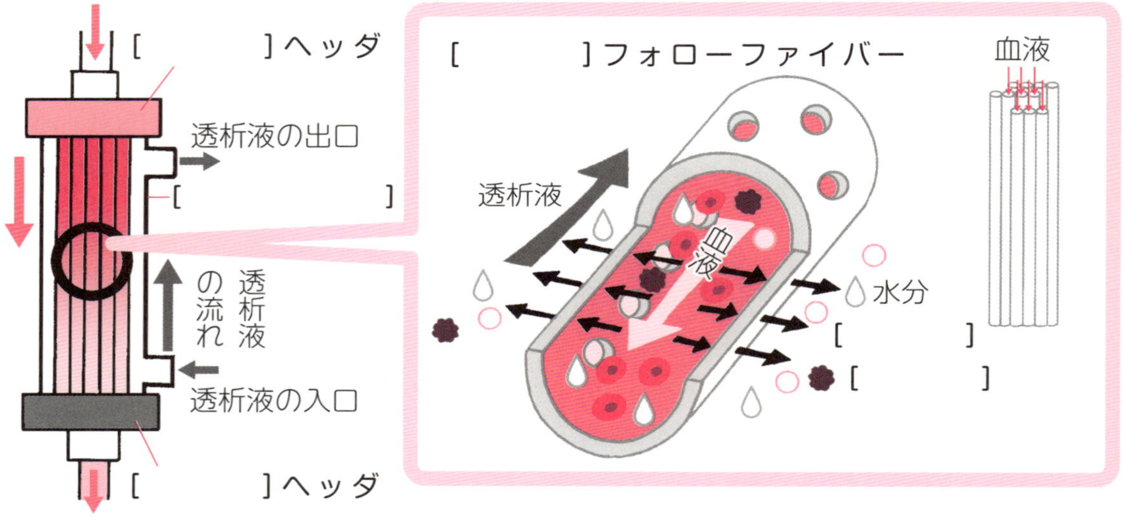

透析液

液タイプと粉末タイプがあります。含まれている電解質の組成は、メーカーごとに異なりますが、A 原液にはナトリウム、[　　　　　　　]、カルシウム、[　　　　　]、クロール、ブドウ糖、B 原液には [　　　　] の電解質が含まれています。

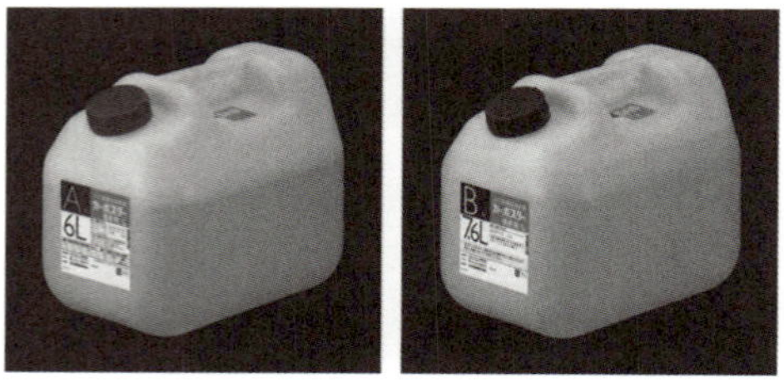

pH 調整剤として酢酸《さくさん》が使用されていましたが、近年は無酢酸透析液も販売されており、酢酸の代わりにクエン酸が pH 調整剤として使用されています。

 自施設の透析液の組成を一度確認してみましょう。

解答や習得のコツは→別冊 p.6 へ

超入門編 ② 比べてみよう腎臓の働きと仕組み 3

3 老廃物を排泄する

[　　]に合う正しい語を選んで書き込んでみよう！　クレアチニン　たんぱく質　有害物質　電解質　重金属　再吸収　再排泄　尿細管　糸球体　薬剤　水分　吸収　蓄積　毒素

老廃物《ろうはいぶつ》の排泄

腎臓は、血液を濾過して体に不要な老廃物や［　　　］、［　　　］や塩分を体の外に尿として排泄します。腎臓が正常に働いていると、体に不要な老廃物と毒素は排出され、必要な成分や水分は体内に［　　　　］されます。しかし、腎不全になると［　　　　］でうまく濾過できなくなり、老廃物や毒素が体内に［　　　］されてしまい、また必要な物質も［　　　　］されることなく体外へ排出されてしまいます。

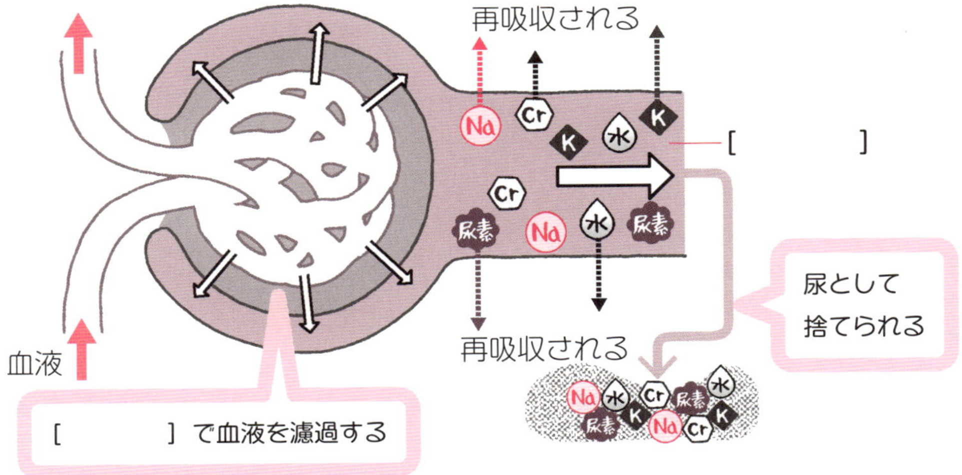

腎臓の働き

観察のポイント

尿量が減少すると、尿毒素、不要［　　　　］、［　　　］、［　　　　　］などが排泄できない状態になります。おもに骨格筋でクレアチンから［　　　　　　　］が生成され、この産生量は総筋肉量に比例します。［　　　　　　　］濃度が上昇するということは透析量が不十分といえるため、十分な透析量を確保する必要があります。

解答や習得のコツは→別冊 p.7 へ

超入門編 ② 比べてみよう腎臓の働きと仕組み 4

4 血液の酸塩《さんえん》基《き》平衡《へいこう》を調整する

[　　]に合う**正しい語**を選んで書き込んでみよう！　弱アルカリ性　水素イオン　二酸化炭素　たんぱく質　アルカリ化　過呼吸　弱酸性　酸性化　透析　酸素　酸性　栄養

血液の酸塩基平衡

血液の酸塩基平衡はpH《ペーハー》が7.4で、[　　　　　　　　]に保たれています。これは生体の緩衝系《かんしょうけい》の働きで、おもに重炭酸系《じゅうたんさんけい》と非重炭酸系に分かれます。重炭酸系は肺と腎臓が大きな役割をしています。肺は[　　　　　　]を排泄し、腎臓は[　　　　　　　]を排泄することで血液の[　　　　]を防いでいます。腎臓の障害により水素イオンが排泄されないと、血液が酸性に傾き代謝性《たいしゃせい》アシドーシスになります。

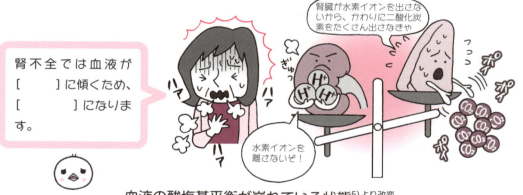

腎不全では血液が[　　　]に傾くため、[　　　　　]になります。

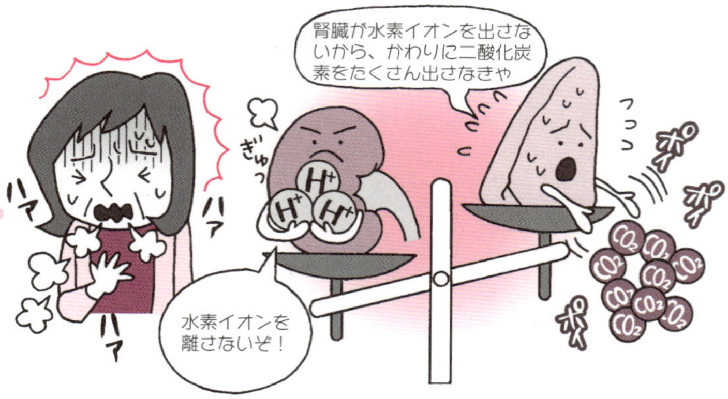

血液の酸塩基平衡が崩れている状態[5]より改変

観察のポイント　透析液の中には緩衝剤《かんしょうざい》が含まれており、それらが拡散《かくさん》することにより、弱アルカリ性に血液が保たれています。代謝性アシドーシスの原因には、[　　　]不足、下痢、[　　　]不良、[　　　　　　　]の摂り過ぎがあります。

解答や習得のコツは→別冊 p.7 へ

超入門編 ❷ 比べてみよう腎臓の働きと仕組み 5

5 血液をつくる働きを助ける

[　　] に合う正しい語を選んで書き込んでみよう！ フェリチン　糖蛋白
腎性貧血　赤血球　白血球　血清鉄　骨髄　腎臓　貧血

エリスロポエチンの分泌と腎性貧血《じんせいひんけつ》

腎不全では、造血ホルモンであるエリスロポエチン（EPO《エポ》）が産生されず、[　　　　] への造血《ぞうけつ》刺《し》激《げき》がなくなり [　　　　] を引き起こします。これを [　　　　　　] といいます。EPO は [　　　　] であり、糖鎖《とうさ》（単糖が鎖のようにつながってできている物質）が多いほど半減期が長くなります。腎臓より適切な EPO 分泌が行われると、EPO が骨髄造血細胞《こつずいぞうけつさいぼう》を刺激し、[　　　　] がつくられます。

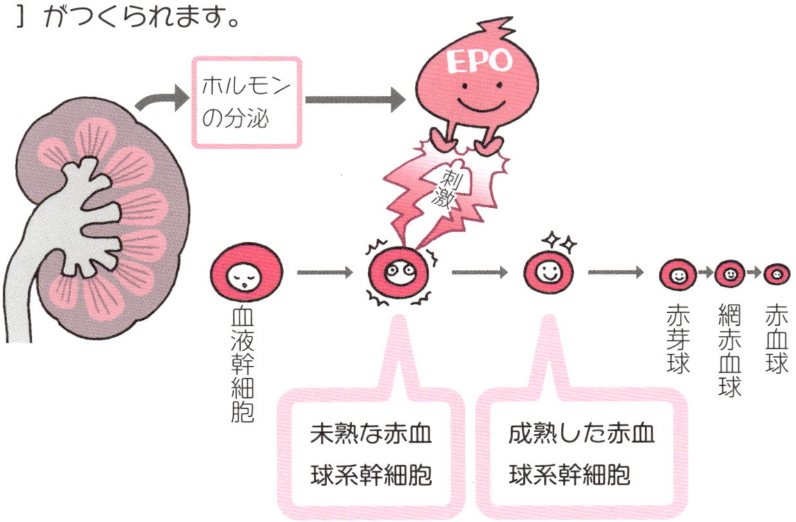

観察のポイント 腎性貧血は進行するまで無症状《むしょうじょう》であり、ESA《イーエスエー》製剤（p.49 参照）で改善します。また、鉄不足が原因となる場合があるので、[　　　　] や [　　　　　　] などを測定し、適切に鉄剤を投与する必要があります。なお、貧血には腎性貧血以外の原因もあるので注意しましょう。

解答や習得のコツは→別冊 p.8 へ

超入門編 2 比べてみよう腎臓の働きと仕組み 6

6 活性型ビタミン D の働き／血圧の調整

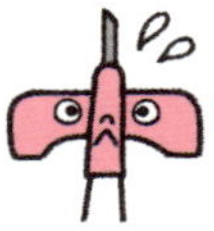

[　　] に合う正しい語を選んで書き込んでみよう！　二次性甲状腺機能亢進症　二次性副甲状腺機能亢進症　甲状腺ホルモン　副甲状腺ホルモン　ナトリウム　カルシウム　ビタミン D　腎不全　高血圧　低血圧　無症状　大腸　小腸　肝臓　骨折　尿中　上昇　低下　リン　水分量

ビタミン D の働き

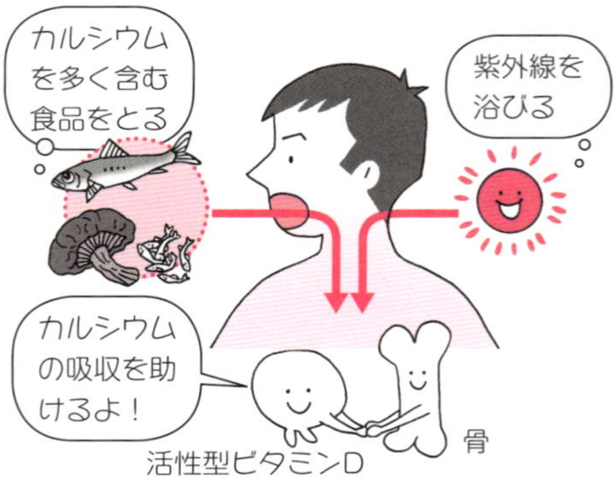

食事から得たカルシウムを [　　] で吸収し、骨に沈着させるためには、ビタミン D を活性化させた活性型ビタミン D が不可欠となります。活性型ビタミン D は、血液中の [　　] 濃度の調節にも関係します。腎臓は、[　　] で変化したビタミン D を活性化させる機能をもちますが、腎不全になると活性化されずにカルシウムの吸収が阻害《そがい》されて骨がもろくなり、初期は [　　] で進行すると [　　] しやすくなります。活性型ビタミン D の低下や低 [　　] 血症は、[　　] の分泌を促し、[　　] を引き起こします。

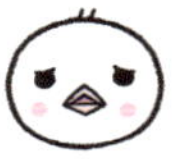

観察のポイント　血中 [　　]・[　　] 濃度を確認し、注意することが重要です。[　　] では、活性型ビタミン D_3 製剤が必要です。

血圧の調整

腎臓の糸球体《しきゅうたい》のわきにある傍糸球体細胞《ぼうしきゅうたいさいぼう》から、レニンというホルモンが分泌されます。レニンは血管を収縮させて血圧を [　　] させる働きがあり、血圧が低下すると尿細管《にょうさいかん》で [　　] の再吸収を促し、[　　] を増やして血圧を [　　] させます。腎臓が正常に働いていると、食塩を摂取しても水分とともに [　　] に排泄され、血圧が適切に保たれます。腎不全になるとレニンが過剰に分泌されて、[　　] になります。

看護のポイント

適切なドライウエイトを設定したり、血圧を測定し記録する習慣をつけたりするよう患者さんに促すことが重要です。

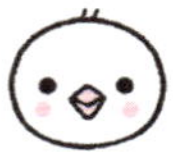

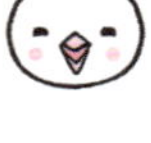

ビタミン D の働きは難しい分野だと思いますが、わからないことは先輩看護師に聞いてみよう！

透析室も全自動化

私が透析室に入職したころは、技士は朝早くに出勤し、透析液の作製から業務が始まりました。行っていることは今と同じ流れですが、すべてがアナログであり手動で、手書きだったなあとふとした時に思い出します。

プライミング中、隣のコンソールから変な音が……見るとプライミング用の生食がすべて流れてしまって空気が回路内に。もう一度やり直し。前体重とDWから電卓や暗算で除水計算し、患者さんに「今日は増加多いよ〜。どうしたの？」「そんなはずないけどなあ」なんて会話しながら、あ！ 引き算間違えている

運転スイッチを入れ忘れて透析は始まっていませんでした。穿刺して1時間後に今からね……。患者さんにとっては最悪なミス。そんなことがコンソールの自動化や、管理システムの進歩でほぼなくなってきました。「確認」スイッチ1つで透析条件から除水量、除水計算までできています。逆に、スイッチ1つで終わってしまうので、原理・理論を理解するには弊害なのかもしれません。自分で計算して、何度もやり直して覚えていくことも大切です。

自動化されても、その動作の目的、どういった意味があるのかを疑問に思い、先輩看護師や臨床工学技士にわからないことはどんどん聞いて、知識を深めていってほしいと思います

焦らず、怖がらず、がんばれ新人ナース！！

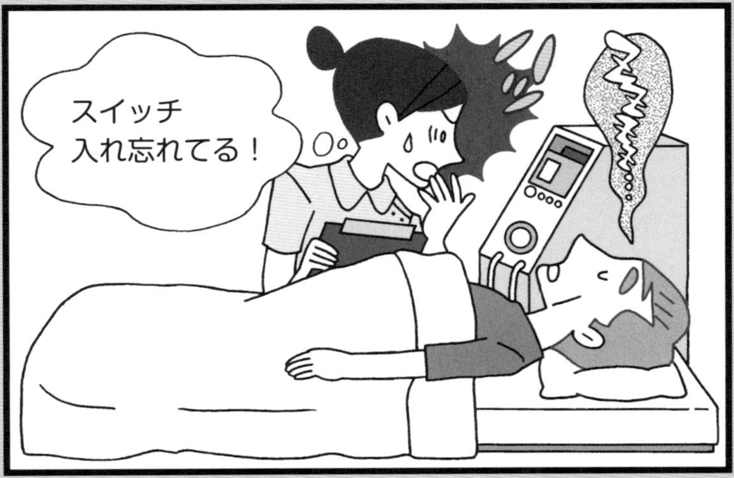

解答や習得のコツは→別冊 p.9 へ

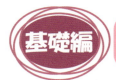

基礎編　透析装置と血液浄化療法のキホンを理解する 1

1 水《みず》処《しょ》理《り》装《そう》置《ち》／透析液溶解装置／透析液供給装置

[　　] に合う語を選んで書き込んでみよう！　RO　軟水　プレフィルター　陽　塩素　紫外線殺菌灯　軟水装置　活性炭フィルター　逆浸透（RO）装置　UF フィルター　RO タンク

水処理装置　透析用水中の不純物が透析膜を介して体内に入ると有害作用を生じることがあるため、水処理工程で高度清浄化する必要があります。

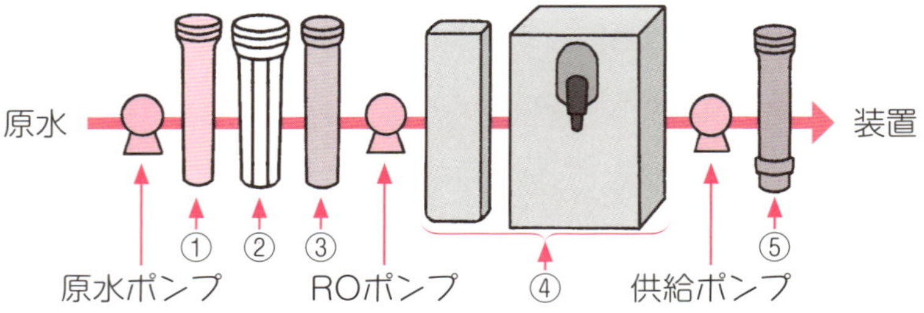

① [　　　　　　　　　]：原水《げんすい》である水道水や地下水に含まれる、ゴミや鉄さびなどの固《こ》形《けい》微《び》粒《りゅう》子《し》を除去します。

② [　　　　　　]：カルシウム、マグネシウム、アルミニウムなどの [　　　] イオンを除去し [　　　] にします。

③ [　　　　　　　　　　　]：残《ざん》留《りゅう》塩《えん》素《そ》、クロラミンなどを除去します。[　　　] が除去されることで、細菌は増殖されやすくなるため、逆浸透《ぎゃくしんとう》（RO《アールオー》）装置の前の段階で処理されます。

④ [　　　　　　　　　　　　　　]：水以外の不純物は透過しない [　　　] 膜で溶解イオン、有機物、バクテリア、パイロジェンなどを治療上ほぼ影響のないレベルまで除去します。処理された水は、[　　　　　　　　] 内に一時的に貯留《ちょりゅう》し、[　　　　　　　　　　] で殺菌を行い管理します。

⑤ [　　　　　　　　　　]：装置内で生成された高純度処理水からエンドトキシンなどを除去するために設置されます。

水処理装置は透析液の清浄化の重要なカギとなります。

解答や習得のコツは→別冊 p.9 へ

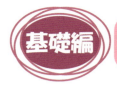

基礎編　透析装置と血液浄化療法のキホンを理解する 1

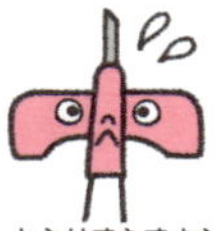

［　　］に合う語を選んで書き込んでみよう！　重炭酸　液　A 剤　カルシウム　B 剤　マグネシウム　粉　濃度　希釈水　A 液　B 液

透析液溶解装置《とうせきえきようかいそうち》

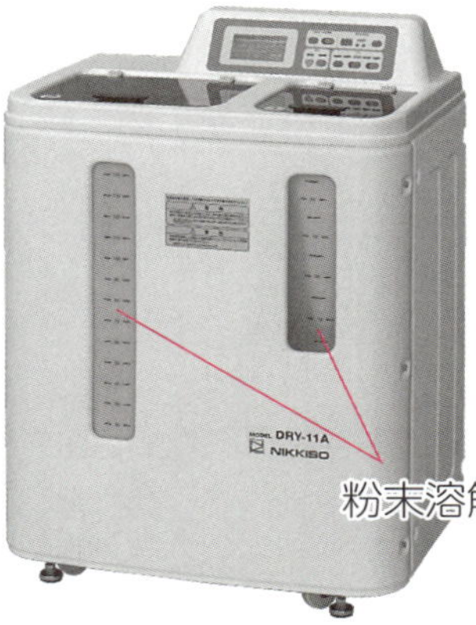

透析液は、［　　　］、［　　　］の 2 種類があります。それぞれに、液剤、粉剤が製品として販売されています。個人用透析監視装置には A、B ともに［　　　］剤が使用されますが、作業の軽減や物品管理場所などの点から、多人数用透析液供給装置には、A、B ともに［　　　］剤が使用されるようになってきました。

A 剤と B 剤に分けてあるのは、同剤にすると［　　　　］と［　　　　　　］や［　　　　　　　］が炭酸塩《たんさんえん》を形成して沈殿《ちんでん》しやすくなってしまうからです。

多人数用透析液供給装置

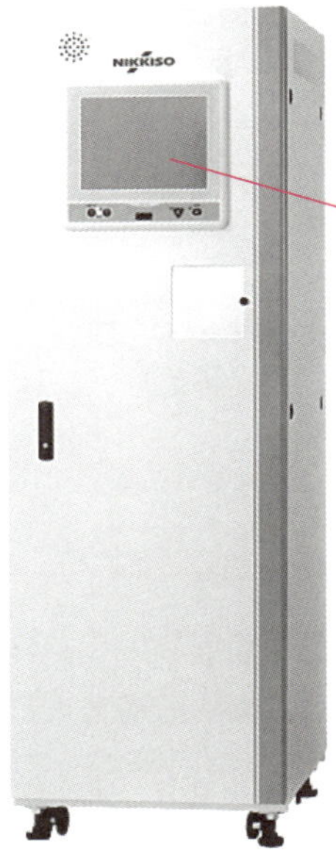

溶解装置で精製《せいせい》された原液を供給し透析液を作製するための装置です。多人数に同一［　　　］の透析液を供給することができるシステムです。

［　　　］:［　　　］:［　　　　　］を 1 : 1.26 : 32.74 などの比率で希釈混合し、透析液を精製し濃度管理を行います。同一濃度供給のため、患者ごとの病態に合わせた処方透析はできませんが、濃度管理などスタッフ側の労力は大幅に削減できます。

治療終了後には、供給装置を通し、同時に薬液洗浄を行うことができます。

解答や習得のコツは→別冊 p.10 へ

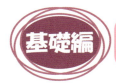

基礎編　透析装置と血液浄化療法のキホンを理解する 2

2 透析用監視装置（個人用＆多人数用）

［　］に合う語を選んで書き込んでみよう！　薬液ボトル　B 原液　RO 水　処方透析　A 原液　原液注入ライン

個《こ》人用《じんよう》透析《とうせき》監《かん》視《し》装《そう》置《ち》

個人用透析監視装置は、透析室以外、患者搬送の困難な ICU や病棟、在宅血液透析時に、ベッドサイドに装置を設置し使用します。透析液作製機構が個々の装置にあるため、単独運転が可能で、患者個々の病態に合わせた［　　　　　］が行えます。透析液の精製《せいせい》のため、装置ごとに［　　　　］、［　　　　］、［　　　　］が必要となります。

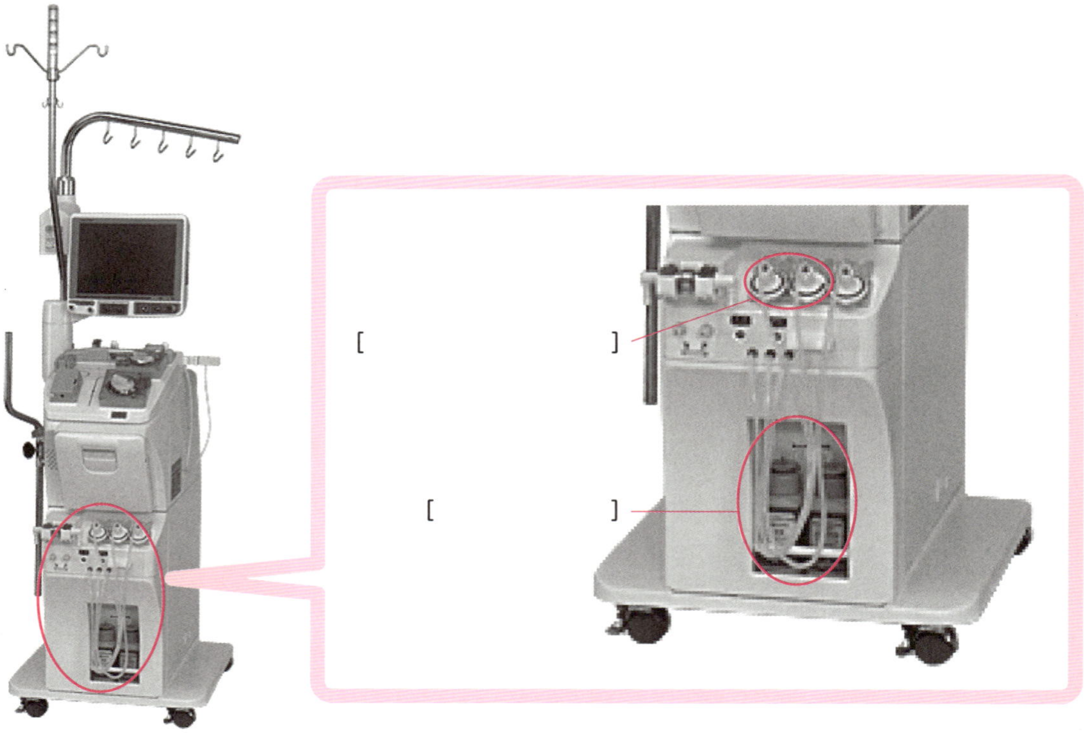

看護のポイント　供給装置からの一連の流れを集合させた監視装置なので、洗浄も単独で行います。そのため、薬液洗浄に必要な薬剤なども定期的に補充する必要があります。

原液注入ラインは不潔にならないように注意しましょう。

解答や習得のコツは→別冊 p.10 へ

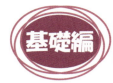

基礎編　透析装置と血液浄化療法のキホンを理解する 2

[　　] に合う語を選んで書き込んでみよう！　血液ポンプ　気泡検知器　静脈圧ポート　血液ポンプスイッチ　液晶モニター　表示灯　抗凝固薬注入ポンプ　カプラ　濃度

多人数用透析監視装置《たにんずうようとうせきかんしそうち》

わが国では、多人数用透析監視装置が主流です。多人数用透析液供給装置から透析液を供給し治療や操作を行うため、すべての患者が同じ [　　　] で設定された透析液で治療を行います。

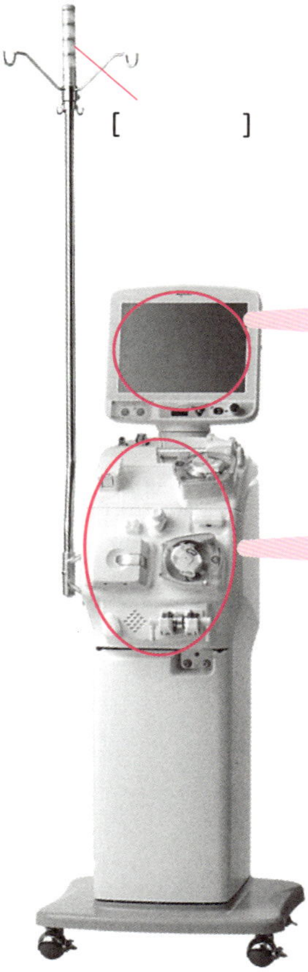

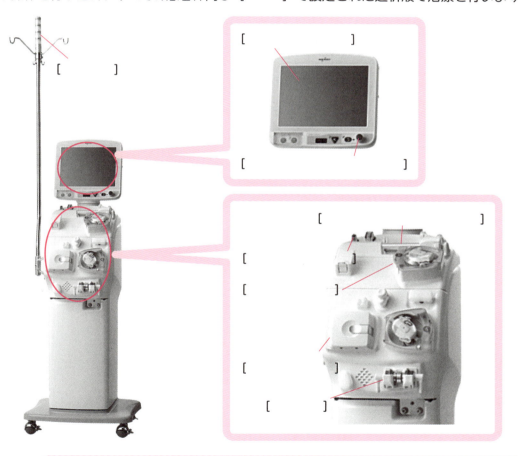

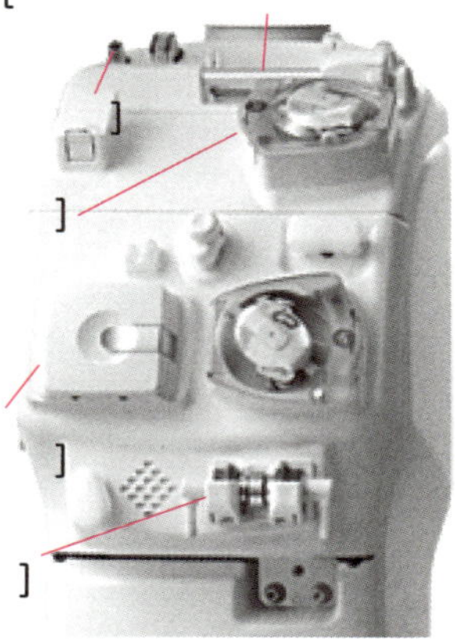

看護のポイント　機械のメーカーによって、各部位の配置は異なりますが、基本的部位や色分けなどは、同じようになるようにわかりやすく表示されています。

解答や習得のコツは→別冊 p.11 へ

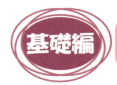

基礎編　透析装置と血液浄化療法のキホンを理解する 3

3 シャント（バスキュラーアクセス）とは？

バスキュラーアクセスの目的　血液透析を行うには、少なくとも 1 分間に約 200mL の血液をいったん体の外へ出して（脱血《だっけつ》）血液を浄化し、体の中に戻すこと（返血《へんけつ》）を行わねばなりません。そのためには、血流量の豊富な血管を確保し、血液の「取り出し口」と「戻し口」が必要となります。そのために腕（利き腕ではないほうを選択することが多い）の血管に短絡路《たんらくろ》を造設します。人工透析患者についてはこれを「バスキュラーアクセス（VA)」といいます。

血液透析に必要な血液流量（約 200mL/ 分）を確保するためには、動脈と静脈を縫い合わせてつなぎ、動脈から直接静脈に血流を流す VA をつくります。

血液の流れる方向を確認しながら動静脈の名称を選んで書き込んでみよう！
上腕動脈　橈骨動脈　尺骨動脈　上腕静脈　上腕橈側皮静脈
上腕尺側皮静脈　前腕橈側皮静脈　前腕尺側皮静脈　腋窩静脈

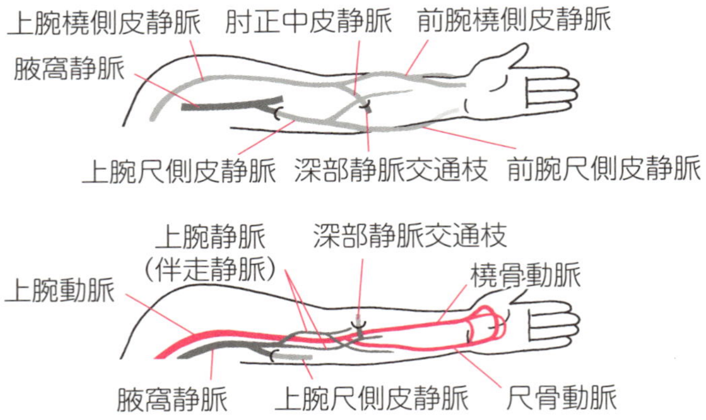

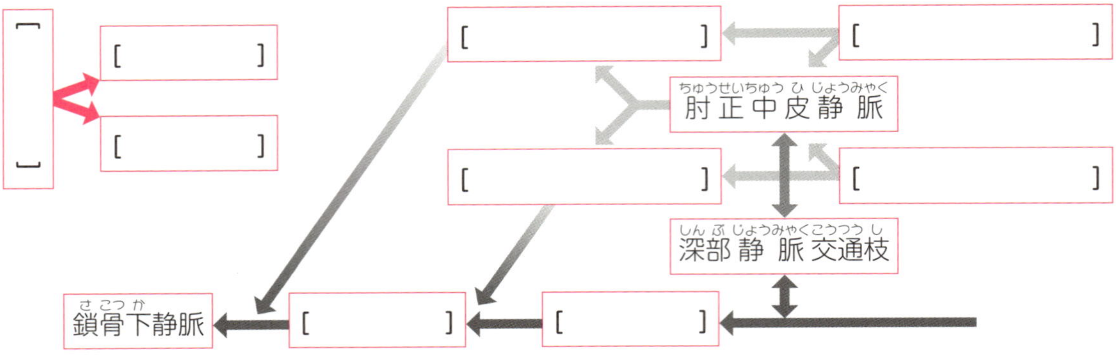

VA造設に用いられる上肢の動静脈の名称[1]より引用

解答や習得のコツは→別冊 p.11 へ

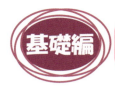

基礎編　透析装置と血液浄化療法のキホンを理解する 3

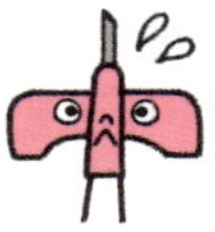

[　　] に合う正しい語を選んで書き込んでみよう！

人工血管　左室　右室　動静脈瘻　利き腕　非利き腕　表在化　動脈　静脈

VA の種類を知ろう

シャント手術は局所麻酔下に血管と血管を縫い合わせる細かい手術です。一般に手術後 1 ～ 2 週間くらいで透析治療に使えるようになります。手術でつくる VA は大きく分けて AVF《エーヴイエフ》、AVG《エーヴイジー》の 2 つがあります。AVF とは、自己血管をつなげてつくる VA で、AVG とは、[　　　　　(グラフト)] を移植して自己血管とつなげてつくる VA です。

AVF：自己血管使用皮下《じこけっかんしようひか》

[　　　　　　]

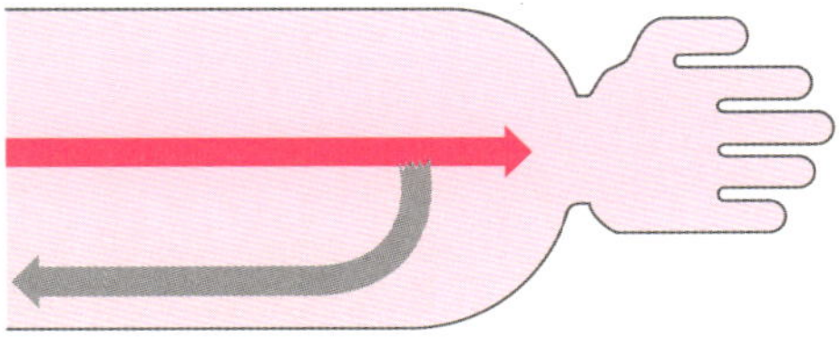

動脈と静脈をつなぎ合わせて、直接 [　　　] の血液が [　　　] に流れるようにします。VA 作製の第一選択の方法です。

できるかぎり [　　　　　] に作製しますが、最終的には患者の生活背景や全身状態などを総合的に判断し決めます。

AVG：[　　　　　　] 使用皮下

[　　　　　　]

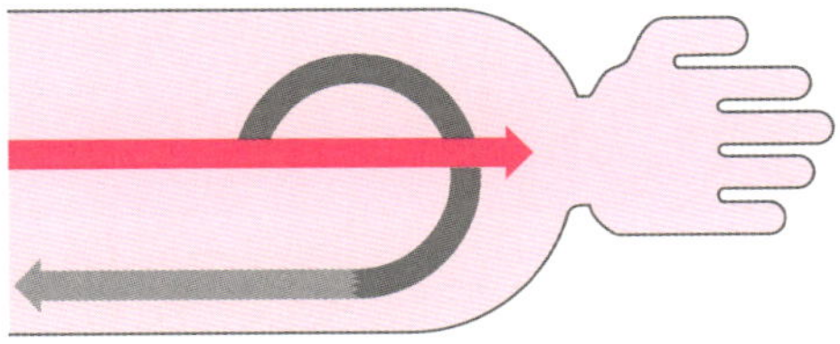

AVG は、①前腕 AVF が作製できない人、②心臓の機能上シャントの心負荷《しんふか》に耐え得る人、③末梢循環不全《まっしょうじゅんかんふぜん》を起こしていない人に適応されます。

AVG の植え込み形態は、ストレート型、カーブ型、ループ型と、穿刺しやすい形態を選びます。

動脈の [　　　　　]

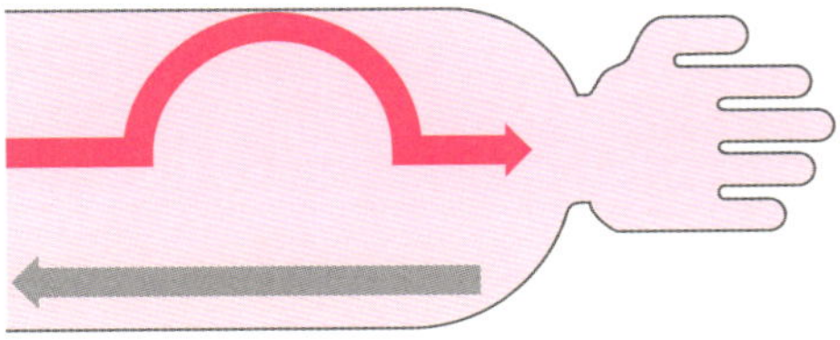

心臓の機能が悪いほう ([　　　　] 駆出率《くしゅつりつ》：EF30 ～ 40% 以下) は VA 手術ができません。そのため、上腕の深いところにある動脈を皮膚のすぐ下に持ち上げる手術です。AVF を作製するのに適当な静脈が存在しない人に行います。

VA と心臓の機能には密接なかかわりがあるのでしっかり理解しましょう。

解答や習得のコツは→別冊 p.12 へ

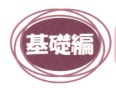

基礎編　透析装置と血液浄化療法のキホンを理解する 4

4 透析条件の設定

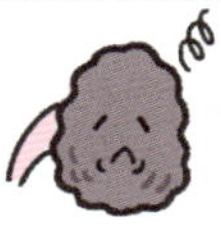

［　　］に合う語を選んで書き込んでみよう！　EVAL　PMMA　PS　PAN　ヘモダイアフィルタ　S型　Ⅰ型　Ⅰ型-a　Ⅰ型-b　Ⅱ型　Ⅱ型-a　Ⅱ型-b

ダイアライザの性能

患者の年齢、体格、透析歴などに合わせて、ダイアライザの膜面積《まくめんせき》、膜の材質を選定します。

血液透析には血《けつ》液《えき》浄《じょう》化《か》器《き》（ダイアライザ）を使用し、血液濾過透析には、［　　　　　　　　　］を使用します。膜面積は 0.9 ～ 2.5m^2 と、小面積のものから大面積のものまであります。大面積になると除去効率《じょきょこうりつ》は増しますが同時に体外循環量《たいがいじゅんかんりょう》も増えます。膜の素材は数種類あり、それぞれに膜の特性があります。一般的に広く使用されている［　　］膜や、膜の吸着特性を生かしながら、低栄養患者の体重減少の予防、状態維持に改善効果があるとされている［　　　］膜、［　　　　］膜、［　　　　］膜などがあります。

現在の診療報酬上のダイアライザの機能分類は、β_2《ベータツー》- ミクログロブリン（MG）のクリアランス値が低い方から、Ⅰ型～Ⅴ型と5つの型に分類されています。2013 年の機能分類の見直しで、β_2-MG のクリアランス値が 70 未満を［　　　］とし、その中でもアルブミンのふるい係数が 0.03 未満のものを、［　　　　］、アルブミンのふるい係数が 0.03 以上のものを［　　　　］、β_2- MG のクリアランス値が 70 以上を［　　　］とし、同じように、アルブミンのふるい係数が 0.03 未満のものを、［　　　　］、アルブミンのふるい係数が 0.03 以上のものを［　　　　］としています。また、血液を吸着するなど特殊な膜については、［　　　］となります。

看護のポイント

ダイアライザは種類も多くそれぞれに特徴があるため、すべて覚えるのは大変です。実際に使用しているダイアライザの除去能《じょきょのう》のイメージマップなどを作成し、並べ替えながら覚えると理解しやすいです。

解答や習得のコツは→別冊 p.12 へ

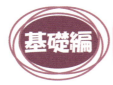

基礎編　透析装置と血液浄化療法のキホンを理解する 4

［　　］に合う語を選んで書き込んでみよう！　4　CTR　200　hANP　300　BNP　500　長時間透析　血圧低下　少なく　長く　前回透析後体重　透析前体重

除水量《じょすいりょう》　1 回の透析で血液を介して体内から除去する水分量を示します。前回の透析後の体重が目標体重であるとき、「［　　　　　　　］－［　　　　　　　　　］＝増加量」となります。「増加量＋透析中の食事＋生食置換量＝1 回の除水量」となり、「除水量÷時間＝時間あたりの除水量」と算出されます。1 回の透析での除水量が多いときは、透析時間を［　　　］し、時間あたりの除水速度を［　　　　］行えば、透析中の血圧低下など、患者への負担を抑えることができます。

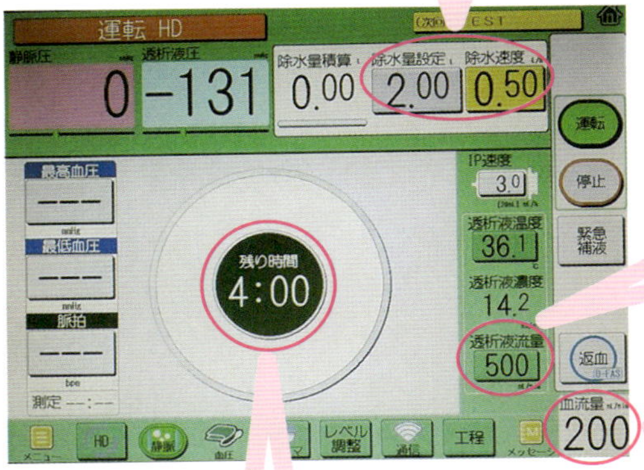

透析液流量《とうせきえきりゅうりょう》　透析装置から送り出される流量を示します。血液と逆向きに流すことで、濃度差をつくり、拡散《かくさん》の効果を生かします。一般的には、［　　　］mL/min ですが、治療条件によっては増減させる場合もあります。

血液流量（血流量）　体外循環時における、1 分間あたりの血液の流れを表します。患者ごとに、バスキュラーアクセスの状態、治療条件などにより設定値は異なりますが、一般的に［　　　］～［　　　］mL/min で設定されます。施設によっては、これ以上の血液流量を確保する場合もあります。

透析時間　日本透析医学会の統計調査などからも、一般的に 1 回の透析あたり［　　　］時間の設定が多いですが、除水量が多い場合などは、透析時間を延長する場合もあります。治療条件は 4.5 時間や 5 時間、6 時間以上の［　　　　　　　］など、患者の状態に応じて設定します。

ドライウエイト　体液量が適正で、透析液中に過度の［　　　　　　］を生じることなく、かつ長期的にも心血管系への負担が少ないという概念で設定されます。ドライウエイトは、［　　　］、［　　　　］、［　　　］などの数値をみて決定します。

解答や習得のコツは→別冊 p.13 へ

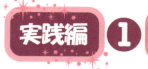

実践編 ❶ 透析に必要な基本操作を理解する 1

1 セッティング・プライミングの基本操作

［　　］に合う語を選んで書き込んでみよう！
エアトラップチャンバ　薬液　採血　液面　血液流量　抗凝固薬　空気　血液
穿刺針　凝固塊　血液ポンプローラー部　血液回路　生理食塩液バッグ

血液回路の名称と用途

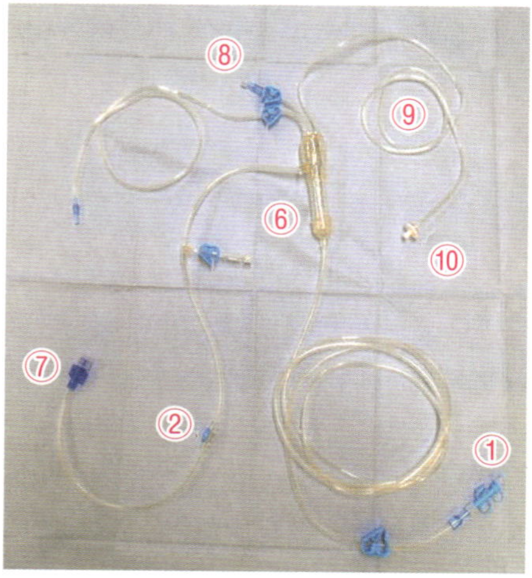

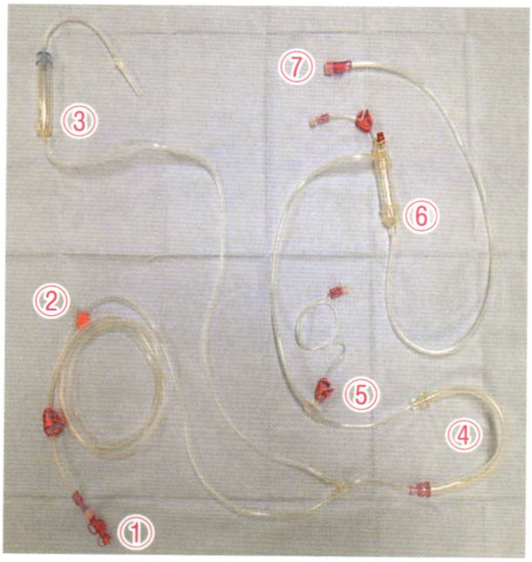

①アクセス接続部：血液回路と［　　　　］を接続します。

②ニードルレスサンプルポート：回路内からの［　　　］や［　　　］の注入に使用します。

③補液ライン：［　　　　　　　　　　　］に接続し、補液、返血、プライミングに使用します。

④ポンプセグメント部：［　　　　　　］を得る部分で［　　　　　　　　　　　　　　］へ装着します。

⑤抗凝固薬注入ライン：［　　　　　　］を持続注入します。

⑥エアトラップチャンバ：回路内の［　　　］と［　　　　］を捕《ほ》捉《そく》します。

⑦ダイアライザ接続部：ダイアライザと［　　　　　］を接続します。

⑧静脈側液面調整ライン：エアトラップチャンバ内の空気の量や［　　　］レベルを調節します。

⑨圧力モニターライン：［　　　　　　　　　　　　　　］内の圧力を装置で測定します。

⑩トランスデューサ保護フィルタ：装置内へ［　　　］などが侵入するのを防ぎます。

聞き慣れない言葉ばかりです。１つひとつ丁寧に覚えていきましょう。

解答や習得のコツは→別冊 p.13 へ

実践編 1 透析に必要な基本操作を理解する 1

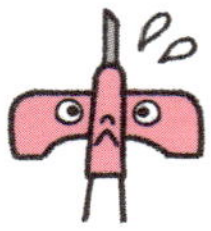

［　　］に合う語を選んで書き込んでみよう！　消毒　破損　ねじれ　滅菌　ルアーロック　クランプ　浮遊物　汚損　増し締め　混濁　折れ

必要物品の準備

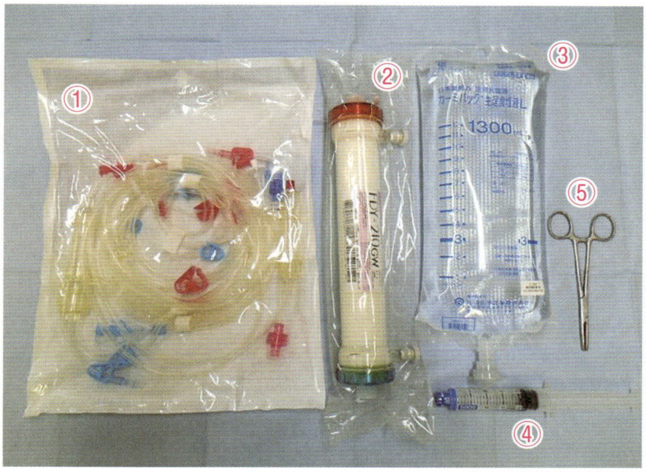

①血液回路：包装の［　　　］や［　　　］がないか、変形や亀裂《きれつ》、キャップの脱落がないかを確認します。

②ダイアライザ：透析予定患者のものと種類が合致しているか、破損などがないか確認します。

③生理食塩液：包装の破損、使用期限、［　　　］・［　　　］の有無を確認します。

④抗凝《こうぎょう》固薬《こやく》：透析予定患者のものと種類、量が合致しているか確認します。

⑤鉗子《かんし》：［　　　］または［　　　］されたものを使用します。

血液回路の組み立て

血液回路は、［　　　　］や［　　　］、汚染が生じないよう装着します。

ダイアライザ接続部、トランスデューサ保護フィルタは、確実に［　　　　　　　］され、閉じるべき側管《そっかん》の保護キャップを［　　　　　　］し、必要箇所のクレンメを確実に［　　　　　］します。

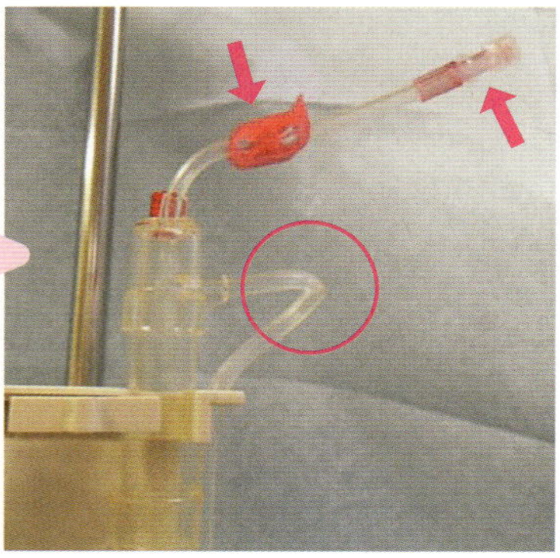

解答や習得のコツは→別冊 p.14 へ

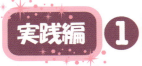

実践編 ① 透析に必要な基本操作を理解する 1

[　　] に合う語を選んで書き込んでみよう！ 落差　クランプ　気泡除去　1,000mL 以上　ガスパージ　充填　血液ポンプ　透析液ラインカプラ　洗浄

プライミングの目的

プライミングとは、もともと [　　　] するという意味です。

体外《たいがい》循《じゅん》環《かん》でのプライミングは、血液が通るダイアライザや血液回路内の異《い》物除去《ぶつじょきょ》のための [　　　] と充填という２つの行為を指しています。

プライミングの実際

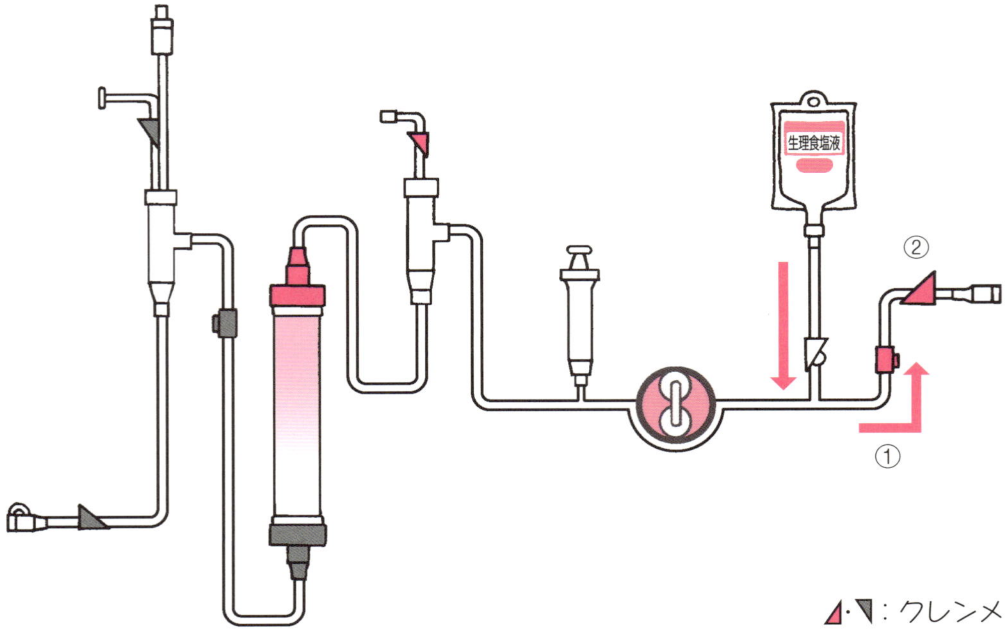

①補液ラインから動脈側アクセス接続部までを生食を使用し [　　　] で充填、洗浄します。

②洗浄後動脈側アクセス接続部のクレンメを [　　　　　] します。

看護のポイント

同じ手順で組み立て、プライミングを行いましょう。手技を習慣づけることで操作性のばらつきがなくなり、ミスを減らすことができます。

解答は→別冊 p.14 へ

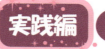

実践編 1 透析に必要な基本操作を理解する 1

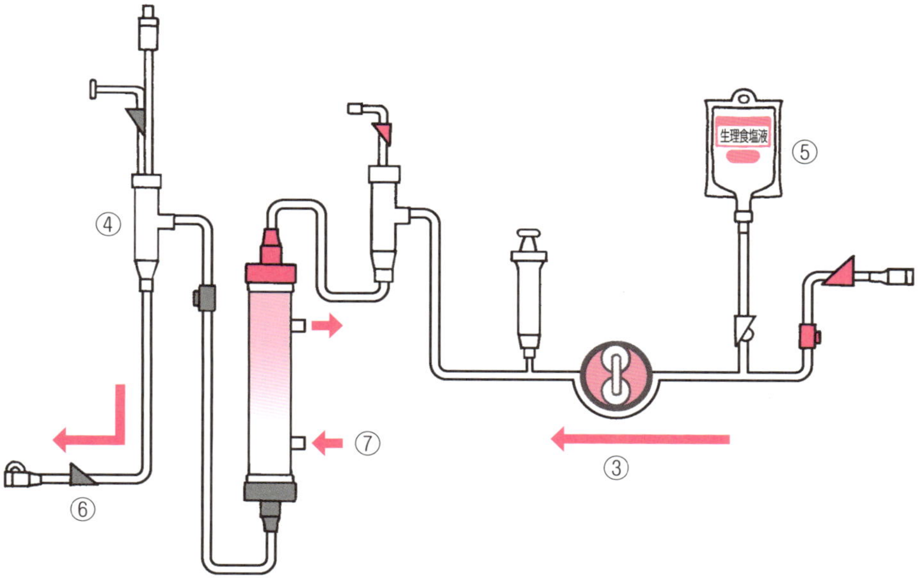

③［　　　　　　　　　］を始動し、生食を動脈側エアトラップチャンバ、ダイアライザ、静脈側エアトラップチャンバ、静脈側アクセス接続部まで充塡します。

④回路内が生食で充塡されたら、エアトラップチャンバ、ダイアライザ内の［　　　　　　　］を行います。

⑤［　　　　　　　　　　　　］の生食を流し、静脈側アクセス接続部先端まで洗浄します。

⑥静脈側アクセス接続部のクレンメをクランプします。

⑦［　　　　　　　　　　　　　　　］をダイアライザの透析液出入り口に接続します。

⑧透析装置の［　　　　　　　　　］（通液）スイッチを押し、ダイアライザの透析液側の洗浄・気泡除去を行います。

残った気泡はダイアライザの目詰まりを起こし、回路凝固の原因となります。丁寧に除去しましょう。

看護のポイント プライミング後は、必要箇所のクランプ、保護キャップが確実に締まっているか再度チェックしましょう。

解答や習得のコツは→別冊 p.15 へ

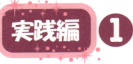

実践編 ❶ 透析に必要な基本操作を理解する 2

2 透析操作開始時の基本操作

[　　] に合う正しい語を選んで書き込んでみよう！　かゆみ　大きく　小さく　穿刺　動脈　静脈　感染　状態　1　2

必要物品の準備

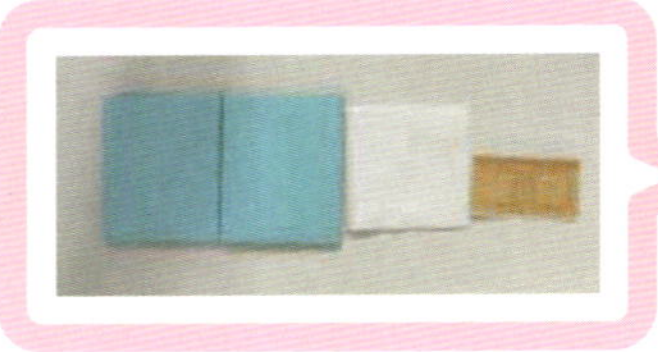

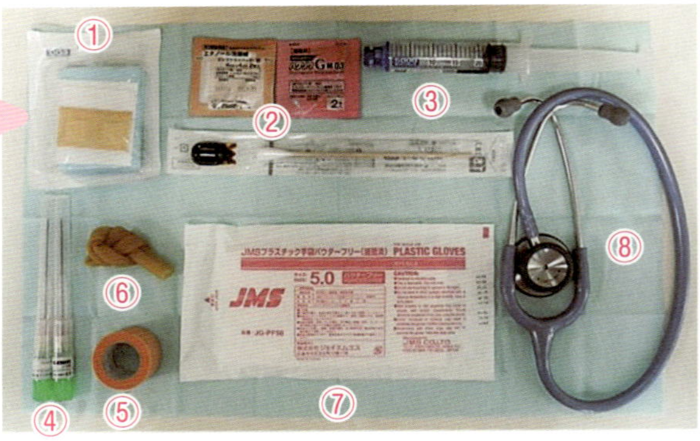

①開始セット：使用時は滅菌物《めっきんぶつ》の取り扱いに注意しましょう。

②消毒薬〔ポビドンヨード（イソジン®）綿棒、クロルヘキシジングルコン酸塩（ヒビテン®）綿、消毒用エタノール綿〕：皮膚の [　　　] に合わせて、[　　　] 時の消毒に使用します。

③抗凝固薬《こうぎょうこやく》：患者の状態により、いつもの条件とは異なる場合があるので、十分に確認したうえで準備します。

④穿刺針《せんししん》：[　　　] 側・[　　　] 側と 2 本の針を準備します。一般的に 15 ～ 17G の針が使用されます。G数《ゲージすう》が [　　　　] なると針は太くなります。種類は、留置針《りゅうちしん》、金属針《きんぞくしん》、短針《たんしん》、誤穿刺防止機能《ごせんしぼうしきのう》がついたセーフティー針があります。患者のバスキュラーアクセスの状態や穿刺部位、血流量、静脈圧、止血の状態などに応じて選択します。

⑤固定テープ：テープの種類によってはかぶれや [　　　　] を起こす原因となります。患者の皮膚の状態に応じて選択します。

⑥駆血帯《くけつたい》：感染対策からも、一患者につき [　　　] つずつ準備します。

⑦手袋：滅菌手袋《めっきんてぶくろ》と未滅菌手袋がありますが、一手技につき [　　　] 手袋ずつ準備し、次の患者への使い回しは絶対に禁止です。

⑧聴診器：患者個々に用意できないときは、[　　　] 予防のために、次の患者に使用する前に必ず、接触面を消毒してから使用します。

大切なことはメモをとりながら覚えましょう。
患者さんのところに行く前に、物品がそろっているか確認しましょう。

解答や習得のコツは→別冊 p.15 へ

実践編 1 透析に必要な基本操作を理解する 2

[　　]に合う正しい語を選んで書き込んでみよう！ ブレーキ　腎機能　除水量　増加　減少　塩分　水分　尿量　条件　ゼロ　傾聴　共感　批判

体重測定の必要性

透析患者は、[　　　　]の低下により、[　　　]が減少し、無尿《むにょう》の患者も少なくありません。そのため、飲水《いんすい》などによる[　　　]摂取がそのまま体内に残り、それが体重の[　　　]につながります。透析前と透析後に体重測定をして体重の推移を把握するとともに、透析前の体重をもとにその日の[　　　　]を設定します。

体重測定の方法と注意点

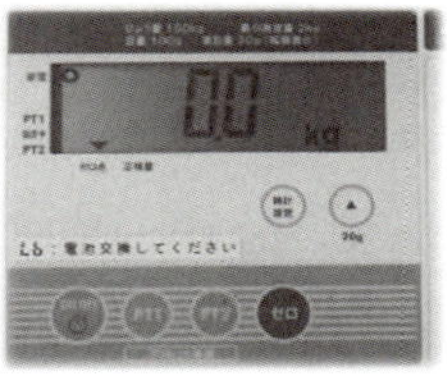

表示が[　　　]になっていることを確認します。

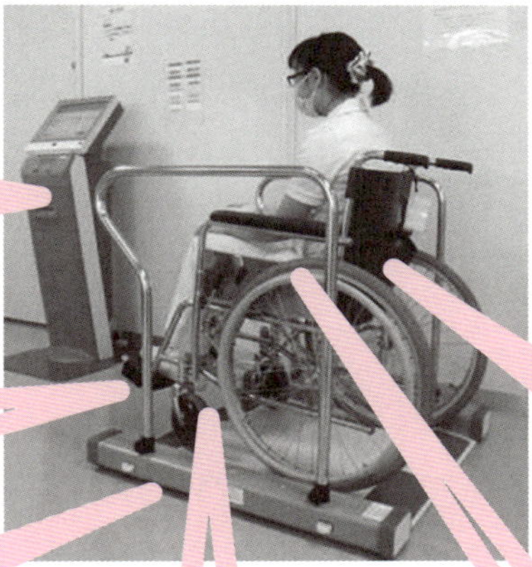

フットレストがどこかにあたっていないか。

傾いたり、物が挟まったりしていないか。

[　　　　　　]がかかっているか。

衣服のポケットに物を入れていないか。

荷物に注意します。

看護のポイント

- 個別に使用している車いすの重量を計測し記録します。
- 介助者は患者が車いす体重計の間に手や腕を挟まないように注意します。

体重測定は、いつもと同じ[　　　]で行うことが大切です。スタッフに注意されることを気にして、食事を抜いたり制限したりして来院する患者もいますので、患者の心理面にも配慮する必要があります。体重増加が多かった場合は、[　　　]するのではなく、体重が増加した原因を[　　　]するようにしましょう。

患者さん自身が体重増加の原因について振り返り、気づけるようなかかわり方を心がけましょう。

解答や習得のコツは→別冊 p.16 へ

実践編 1 透析に必要な基本操作を理解する 2

[　　]に合う正しい語を選んで書き込んでみよう！ シャント　透析前　透析後　上がり　下がり　肩呼吸　むくみ　溢水　脱水　標準　目標　飲食　徐脈　頻脈　炎症　顔色

透析前の観察

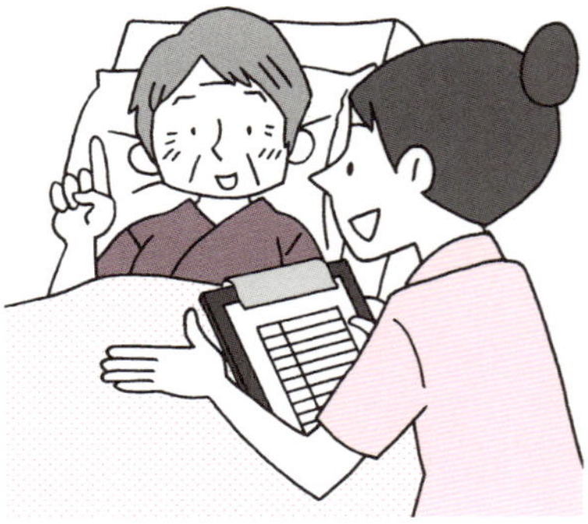

- 血圧：血圧は体重増加の目安にもなります。
- 脈拍：[　　　] では高カリウム血症の可能性があります。[　　　] では血圧低下が予測されます。
- 体温：体の [　　　] 反応、もしくは [　　　　　] 感染の徴候となります。
- 呼吸：体重増加の多い患者は、心不全による [　　　　] や労作時《ろうさじ》の息切れなど呼吸状態が不安定になります。

観察のポイント 患者の入室時や透析前には、バイタルサインや体重増加とともに観察する項目として、[　　　] や表情、声のトーン、[　　　　] の有無、歩行状態を観察し、異常があれば透析治療を開始する前に検査や処置が必要かどうかを判断して医師に報告しましょう。

除水設定《じょすいせってい》

透析患者の除水量は、以下の式で求められます。除水量はほかの条件と違って、風袋《ふうたい》の変更や便秘の有無、透析中の飲水量などにより毎回変化します。

- （[　　　　] 体重－ [　　　] 体重）＋透析中の [　　　] 量＋生理食塩液置換量

看護のポイント

- 除水量が多い：血圧が [　　　　]、患者がショック状態となることがあります。
- 目標体重よりも引き残しが多い：[　　　] 状態になり、胸が苦しいなどの症状が現れます。

除水設定は難しいと感じるかもしれませんが、落ち着いて計算しましょう。

解答や習得のコツは→別冊 p.16 へ

実践編 1 透析に必要な基本操作を理解する 2

[　　] に合う正しい語を選んで書き込んでみよう！ 免疫機能　スリル　狭窄　破裂　高調　低調　発赤　変色　腫脹

シャントの観察 1、2) より改変　シャントの観察は「見る・聴く・触る」がポイントとなります。

さらに、患者の訴えをよく聞き、「最近シャント肢《し》が痛い」「手先が冷たくなった」「手がしびれる」など、合併症の前触《まえぶ》れとなる症状の訴えがないか注意しましょう。

● 見る：シャント肢全体に異常がないか観察します。

観察のポイント　透析患者は [　　　　] が低下しているため、シャント感染を起こしやすいので、[　　　]、[　　　]、皮《ひ》下《か》出血《しゅっけつ》がないか、全体的な色調など注意深く見ていきましょう。シャント肢を挙上《きょじょう》し、血管が凹《へこ》む場合、シャント [　　　] などの異常が考えられます。

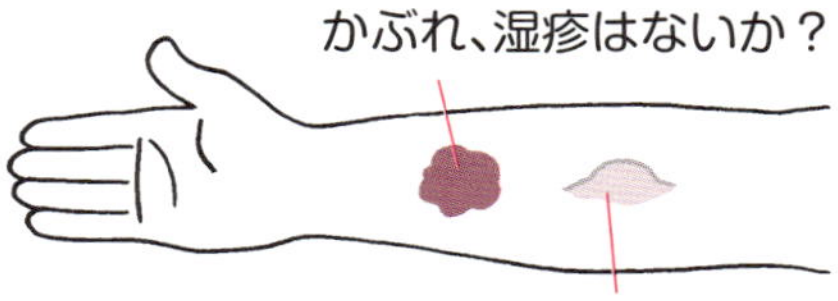
シャント肢皮膚に発赤、かぶれ、湿疹はないか？
シャント血管に異常な隆起や不自然な凹凸はないか？

● 聴く：聴診器で吻合《ふんごう》部《ぶ》から全体を通してシャント音を聴取します。

観察のポイント　音の変化に注意し、[　　　] 音や拍動音《はくどうおん》が聞こえる場合は、シャント [　　　] などの異常が考えられます。

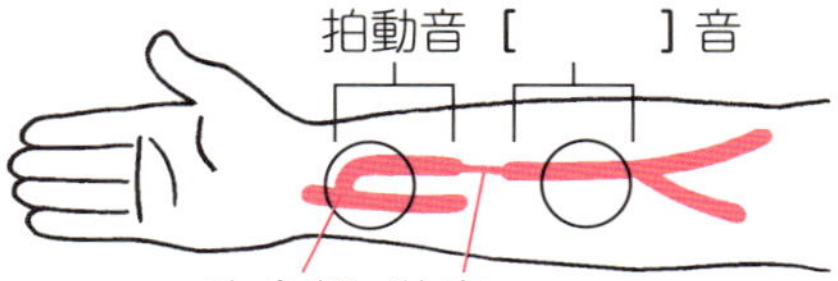
拍動音 [　　　] 音
吻合部
狭窄
吻合部、吻合部から4～5cm間隔で中枢側へと3カ所くらいで聴く。

● 触る：熱感《ねつかん》の有無、腫脹がある場合はその程度も把握します。

観察のポイント　シャントの [　　　　] を確認しながら血管の硬さ、太さ、皮下からの距離などをイメージして穿刺部位を選びましょう。

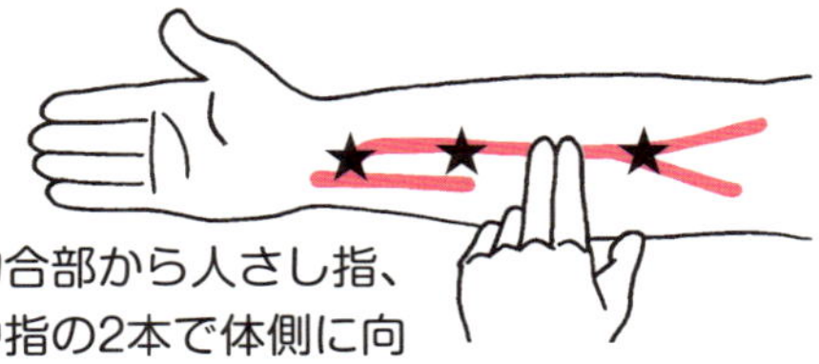
吻合部から人さし指、中指の2本で体側に向かって順次シャントを触っていく。

解答や習得のコツは→別冊 p.17 へ

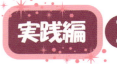

実践編 ❶ 透析に必要な基本操作を理解する 2

[　　] に合う正しい語を選んで書き込んでみよう！　中心　外側　乾燥　走行　太い　細い　広い　浅い　深い　狭い　皮膚　清潔　15　25　45　①　②　③

シャント肢の洗浄と消毒

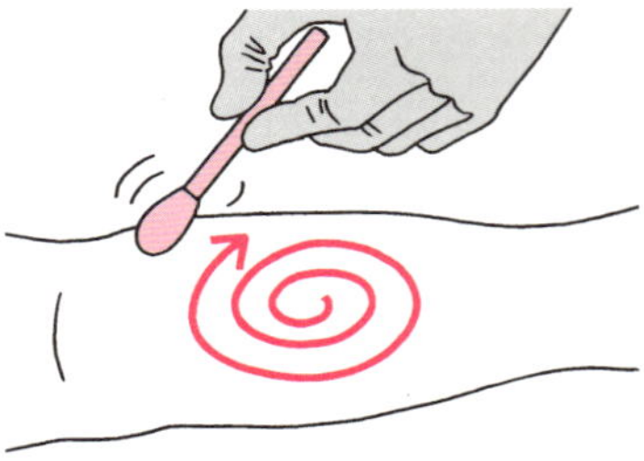

シャント肢には [　　　] の汚れや有機物《ゆうきぶつ》が付着《ふちゃく》しているので、穿刺《せんし》直前に患者自身がシャント肢全体を石けんで洗い、流水で十分洗い流します。消毒用エタノールは速乾性《そっかんせい》があるため、穿刺の直前に消毒を行います。ポビドンヨードは約２～３分間 [　　　] した状態が最も効果があります。穿刺直前に穿刺部の [　　　] から [　　　] に向けて円を描くように消毒します。

> **看護のポイント**　穿刺までのあいだは穿刺部に触れないように患者さんに指導します。穿刺部を [　　　] に保ったまま、穿刺することが大切です。

穿刺部位の選択[3)]

穿刺に適しているのは、血管の走行が直線的で [　　　] 部位です。視診、触診で血管の [　　　]、深さ、太さを確認します。前回の穿刺部付近から穿刺すればよいと安易に考えるのは避け、バスキュラーアクセス全体を観察し、より穿刺に適した部位を選択します。

> **看護のポイント**　[　　　] 範囲に反復して穿刺すると、血管が動脈瘤様《どうみゃくりゅうよう》に拡張し、狭窄《きょうさく》などが生じやすいため、[　　　] 範囲で穿刺部位を変えます。

①～③で、最も適した穿刺角度はどれか？

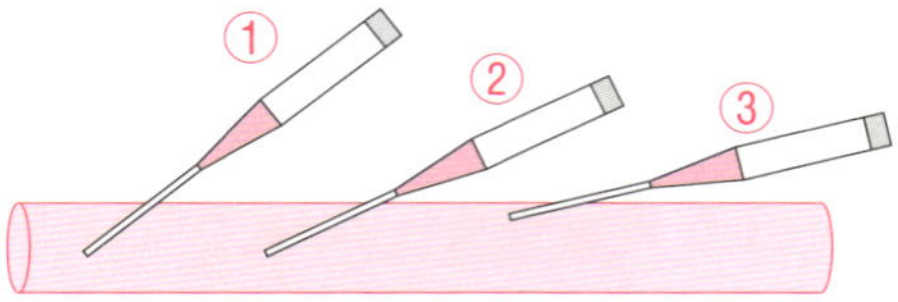

穿刺針の角度は 、自己血管では [　　　] の [　　　] 度、人工血管では [　　　] の [　　　] 度です。ただし、血管の深さによって [　　　] 血管には角度を小さくし、[　　　] 血管には少し角度をつけます。

患者にとって穿刺は、苦痛や不安を伴います。
穿刺ミスなどのトラブルが発生したときや自信がないときは、無理をせず先輩看護師と交代しましょう。

解答や習得のコツは→別冊 p.17 へ

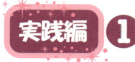

実践編 ❶ 透析に必要な基本操作を理解する 2

[ ] に合う**正しい語**を選んで書き込んでみよう！　確実　観察　安全　感染
広く　狭く　抜針　隙間　間隔　α式　β式　Ω式

穿刺針の固定

穿刺針は [ ] な固定が必要です。透析中は、思いがけない力が固定部位にかかることを予測して、血液回路を固定しなければなりません。[ ] に透析ができるように固定し、[ ] を予防しましょう。

穿刺針の上からテープを貼り、下でテープを接着させます。

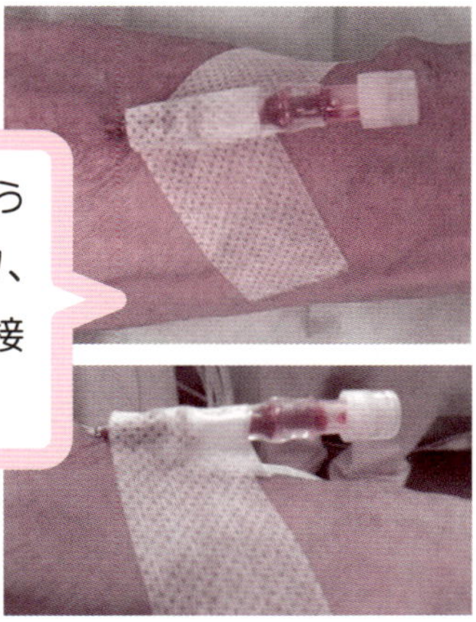

穿刺針に細い固定用テープをα型に巻きつけます。

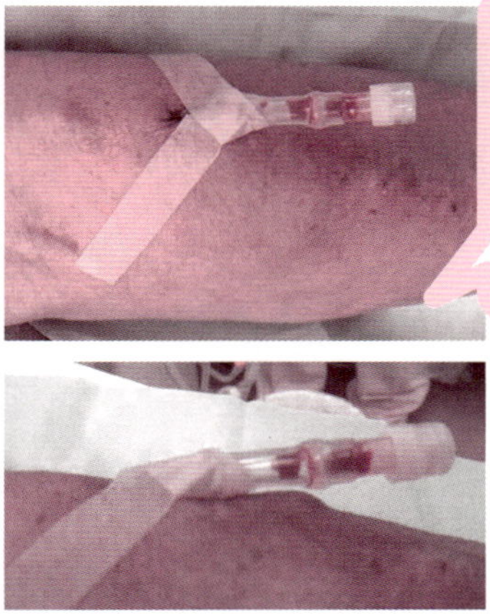

[　] 固定　　　　[　] 固定

看護のポイント

- テープの接着面を [　] し、凹凸や [　] ができないように固定します。
- 接着面に軟膏やクリームを塗っていると、テープの接着力が弱くなります。
- 一度剥がしたテープは接着力が弱くなるので、再使用しないようにしましょう。
- 患者の状況に合わせて固定方法を検討し、透析中に十分な [　] を行うことで抜針事故の予防に努めましょう。

手技に慣れてきても、基本に忠実に行いましょう。

解答や習得のコツは→別冊 p.18 へ

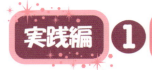

実践編 ① 透析に必要な基本操作を理解する 2

[　　] に合う正しい語を選んで書き込んでみよう！ 血液ポンプ　透析条件　抗凝固薬　透析液圧　動脈側　静脈側　動脈圧　静脈圧　血液流量　指さし　運転　手技　脱血　止血

血液回路の接続と開始操作

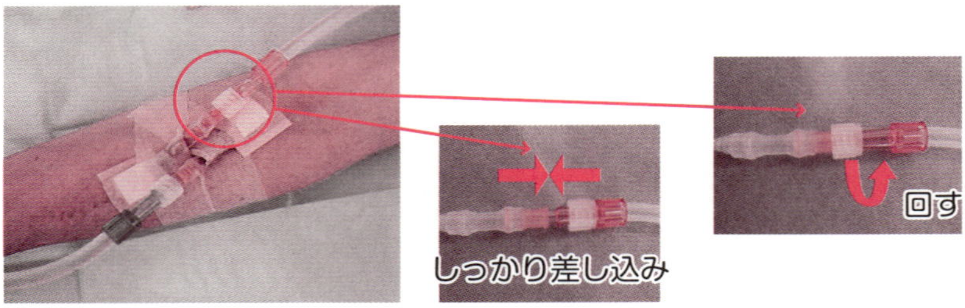

①［　　　］穿刺針《せんししん》と［　　　］血液回路アクセス部を接続する。

②動脈側、静脈側のクランプを外し、［　　］を開始する。

③脱血血液がポンプセグメント部に達したら、［　　　　］を指定量注入する。

④静脈側ダイアライザ接続部に脱血血液が達したら、［　　　　　］を停止する。

⑤［　　　］穿刺針と［　　　］血液回路アクセス部を接続する。

⑥血液ポンプを始動し［　　　］の上昇程度をみて、適正に返血《へんけつ》されていることを確認する。

⑦［　　　　］を設定まで徐々に上げ静脈圧、［　　　　］、［　　］状態に異常がないかを確認し、［　　］スイッチを押し、透析治療を開始する。

⑧［　　　　］（除水量、透析時間、透析液温度など）の設定を確認する。

⑨血液回路、穿刺部に異常がないかを確認する。

看護のポイント

- 装置の操作ミスや設定ミスを防ぐため声出し、［　　　］確認が大切です。
- 開始操作は施設により［　　］が異なります。順序の確認をしましょう。

解答は→別冊 p.18 へ

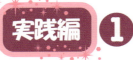

実践編 ① 透析に必要な基本操作を理解する 2

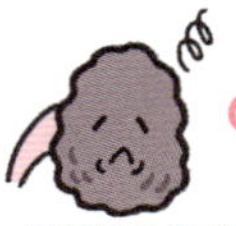

[　　] に合う語を選んで書き込んでみよう！　ナファモスタットメシル酸塩　アルガトロバン　低分子ヘパリン　ヘパリン　出血傾向　抗凝固　凝固　異物

抗凝《こうぎょう》固《こ》薬《やく》

血液は血液回路やダイアライザなどの物質に接触すると［　　　］と判断し、［　　　］する性質があります。体外《たいがい》循環《じゅんかん》治療《ちりょう》においては、血液凝固を防止する抗凝固薬の使用が不可欠です。現在、血液透析に使われる抗凝固薬は４種類が認可されています。

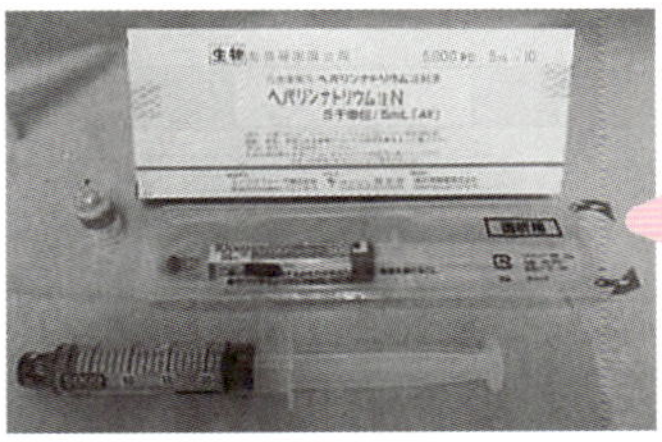

主となる抗凝固薬であり、出血性病変や出血傾向のない患者に使用します。

［　　　　　　　　　　　　　　］

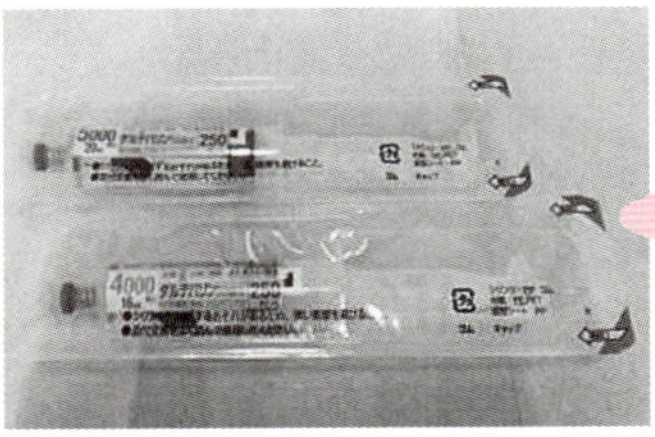

軽度の出血傾向のある患者に使用します。

［　　　　　　　　　　　　　　］

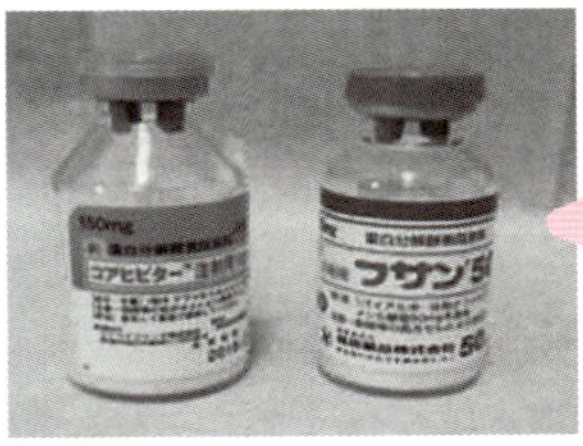

手術後や出血性病変のある患者に使用します。

［　　　　　　　　　　　　　　］

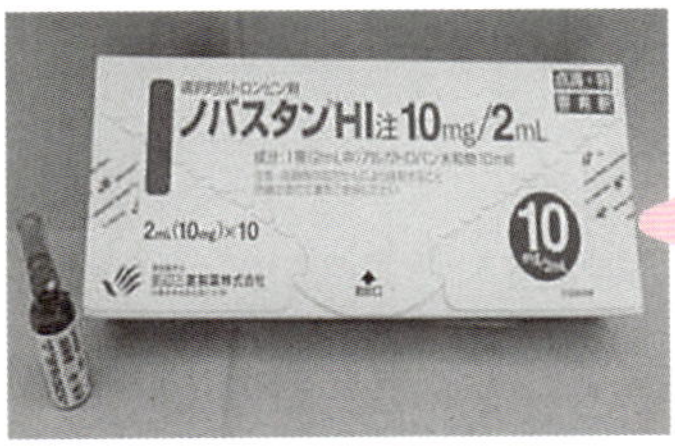

ヘパリン起因《きいん》性《せい》血《けつ》小《しょう》板《ばん》減《げん》少《しょう》症《しょう》（HIT）の患者に使用します。

［　　　　　　　　　　　　　　］

抗凝固薬の使用例

- ワンショット（初回投与）：透析開始時に抗凝固薬を一定量注入し、全身［　　　　　］化を行います。早送りスイッチやシリンジポンプのスライダーを押して注入を行います。
- 持続注入：［　　　　］機能を維持するため、装置内シリンジポンプ注入速度を設定し、治療中持続的に注入します。

観察のポイント　透析開始前の問診で、来院時に転倒、切り傷、抜歯《ばっし》、眼底出《がんていしゅつ》血《けつ》などによる［　　　　　］になっていないかを見つけることが大切です。

解答や習得のコツは→別冊 p.19 へ

実践編 ① 透析に必要な基本操作を理解する 3

3 透析操作終了時の基本操作

[　　] に合う正しい語を選んで書き込んでみよう！　生理食塩液　エア返血
薬剤投与　自然落差　動脈側　静脈側　凝固塊　凝固薬　移動　空気　除水　溢水

必要物品の準備

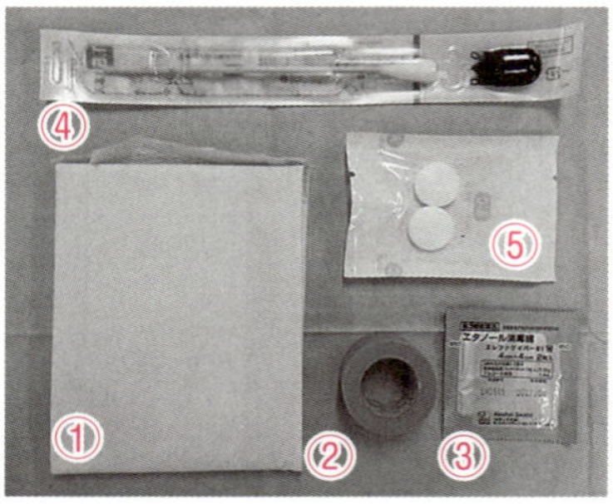

①紙シーツ：防水・吸水性があり、血液の飛散による汚染を防ぎます。

②固定テープ：p.32 参照。

③消毒用エタノール綿：p.32 参照。

④消毒用イソジン® 綿棒：p.32 参照。

⑤圧迫綿：圧迫止血処置に使用します。接触面に触れないよう注意しましょう。

返血操作

① [　　　] および治療時間が予定通り完了していることを確認する。

②指示書(カルテ)より [　　　　　] の有無を確認し、必要な薬剤を [　　　　] のニードルレスアクセスポートまたはエアトラップチャンバ上部の液面調整《えきめんちょうせい》ラインより投与する。

③返血に必要な [　　　　　　] の残量を確認する。

④補液ラインのクレンメを開放し、血液ポンプを回し補液ラインにできた [　　　] や [　　　] を血液ポンプ側に移動させる。

⑤血液ポンプを止め、補液ラインから動脈側アクセス部に [　　　　　] で生理食塩液（以下、生食）を送り、血液と生食を置換しアクセス部のクレンメを閉じる。

⑥血液ポンプを回し生食を送り、エアトラップチャンバ、ダイアライザ、静脈側回路の血液が生食と置換されたら血液ポンプを停止し、[　　　　] アクセス部のクレンメを閉じる。

看護のポイント

- 返血操作に入る際は、その旨を他のスタッフに伝え、操作に専念できる体制を確保しましょう。返血操作中は、装置から [　　　] してはいけません。
- 血液回路内に空気を送り込む [　　　　　] は禁止です。

返血操作中は機器操作とともに患者さんの様子を観察しましょう。

解答や習得のコツは→別冊 p.19 へ

実践編 ① 透析に必要な基本操作を理解する 3

[　　] に合う語を選んで書き込んでみよう！　感染性廃棄物　止血ベルト　用手止血　閉鎖回路　ゆっくり　スリル　動脈側　洗浄　消毒　清拭　血管　飛散　手指　圧力　止血

抜針《ばっしん》、止血

①穿刺部《せんしぶ》の [　　] を行い、固定テープを [　　] 剥がす。

②静脈側穿刺針の抜針から行うと、止血により [　　] がかかり、動脈側穿刺部から出血しやすく [　　] 困難となることがあるため、[　　] 穿刺針から抜針する。

③シャント音や [　　] を感じられる程度に圧迫し、止血する。

④固定テープをかけ、[　　] または [　　] を使用し、止血する。

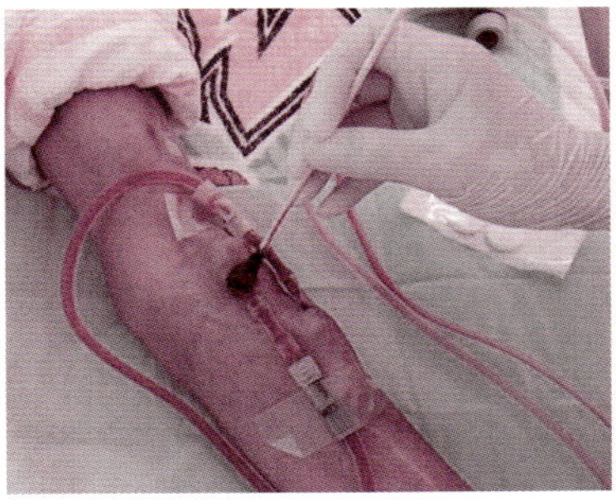

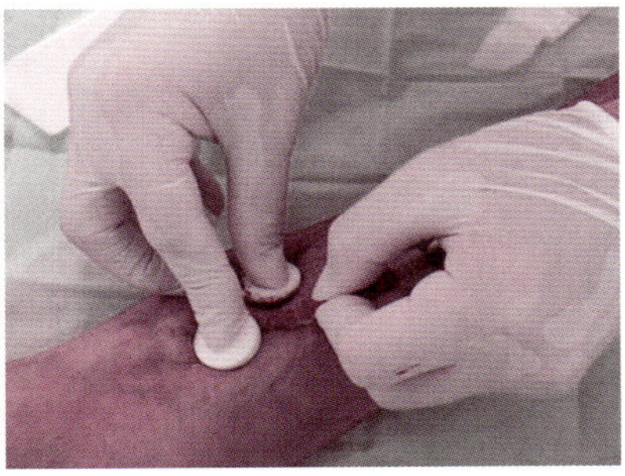

看護のポイント　皮膚の穿刺孔《せんしこう》1 点だけではなく、0.5 ～ 1.5cm 先の [　　] の刺入部《しにゅうぶ》とともに指 2 本で押さえましょう。

片付け

①ダイアライザや血液回路内の残存物《ざんぞんぶつ》が回路外に流出、[　　] しないよう血液回路が [　　] になるようにクレンメをクランプする。

②透析液ラインカプラは、液の流出部に [　　] が触れないように注意し、外す。

③機器から取り外し [　　] として処理する。

④使用した鉗子《かんし》は、流水による [　　] と [　　] を行い、使用した装置・その他機器の [　　] を行う。

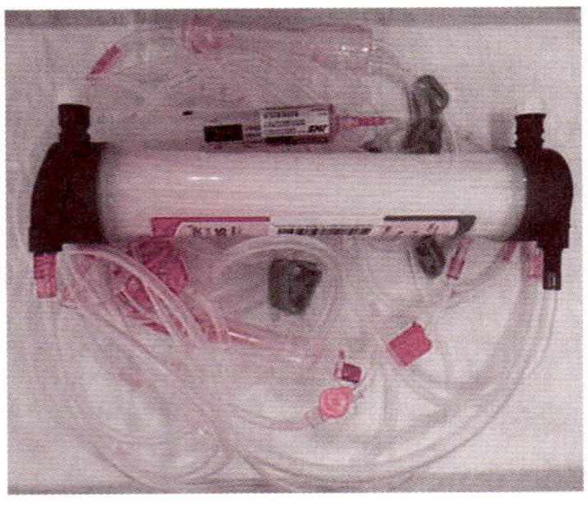

解答や習得のコツは→別冊 p.20 へ

実践編 1 透析に必要な基本操作を理解する 3

[　　] に合う語を選んで書き込んでみよう！　終了時体重　自覚症状　除水誤差　目標体重　体重測定　条件　塩分　離床　転倒　材料　止血

透析終了後の観察

全身状態の確認

①バスキュラーアクセス（VA）の状態
- VA音の確認
- スリルの確認
- 血流の確認

②[　　　] の状態
- 起立性低血圧
- めまい、立ちくらみ

③[　　　　　]
- 気分不快
- 倦怠感

④穿刺部、[　　　] の状態
- 穿刺部の状態確認
- 出血の有無
- ガーゼ汚染の確認

透析条件の確認

⑤[　　　　　　]
- 目標体重の確認
- 着衣や荷物の確認

⑥[　　　　　] の有無
- 設定除水量と実績除水量に誤差がないかの確認

⑦[　　　] の状態
- ダイアライザ、回路の残血確認

透析後の体重測定

透析前と同じ [　　　] で測定し、測定結果と [　　　　　] を比較して、正確に除水できたか確認します。機器測定の除水量と [　　　　　] による除水量に差がある場合は、その原因を明らかにします。

看護のポイント

- 除水量が不十分であった場合は、水分と [　　　] の摂取を制限し、次回までの体重増加を抑えるように指導します。
- [　　　　　] がないことを確認してから体重測定を行います。
- 透析直後は、起立性低血圧《きりつせいていけつあつ》や下肢脱力《かしだつりょく》などでふらつき、[　　　] する患者が多くみられるため、十分な注意が必要です。

あなたの声かけが、患者さんの異常の早期発見につながります。

解答や習得のコツは→別冊 p.20 へ

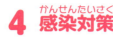

実践編 1 透析に必要な基本操作を理解する 4

4 感染対策《かんせんたいさく》

[　　] に合う語を選んで書き込んでみよう！　標準予防策　感染対策　手洗い　易感染　血液　感染　患者　自分

透析室で重要となる感染対策

透析室は１つの部屋に多くの患者が集まり、数時間を過ごす特殊な環境です。透析患者は免疫力が低下しているため、[　　　　] 状態といえます。血液透析治療には、多くの患者に針を使用します。また、多くの [　　　] を扱うため、常に [　　　] の危険にさらされる機会が多いといえます。そこで、医療従事者は感染予防を目的に、[　　　　　　　] を原則とした [　　　　　] を行う必要性があります。

手洗いの遂行《すいこう》　基本的な感染対策の１つに [　　　　] があります。流水と石けんによる手洗いと擦式手《さっしきしゅ》指《し》消毒《しょうどく》を使い分け、「一処置一手洗い」を徹底《てってい》することが大切です。

看護のポイント　手洗い

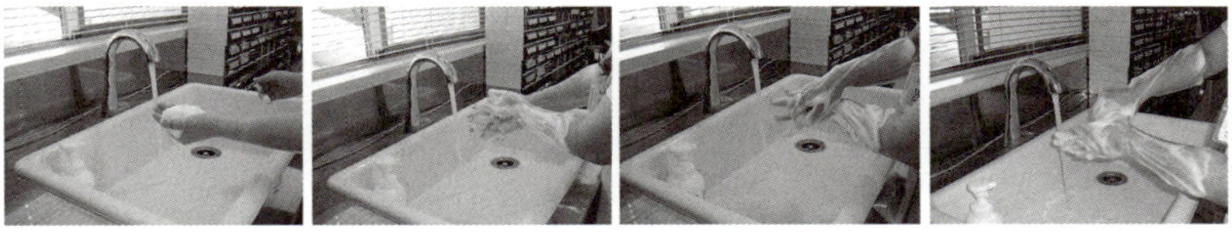

①手指を流水でぬらし、石けんを適量とる
②手の平と手の平をこすりよく泡立てる
③手の甲をもう片方の手の平でこする（両手）
④親指をもう片方の手で包みこする（両手）

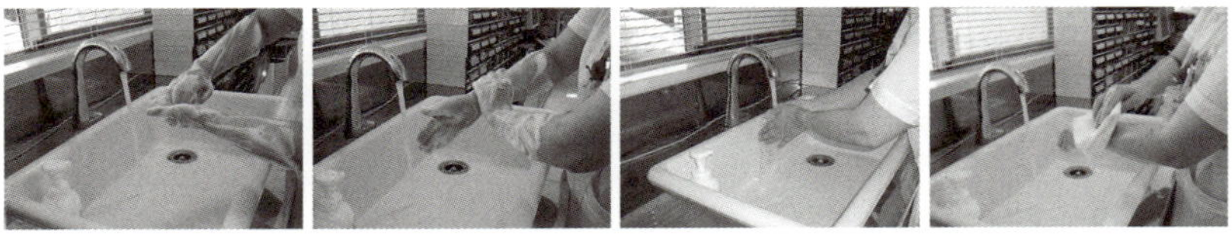

⑤指先（爪）でもう片方の手の平をこする(両手)
⑥両手首まで丁寧にこする
⑦流水でよくすすぐ
⑧ペーパータオルでよく水気をふき取る

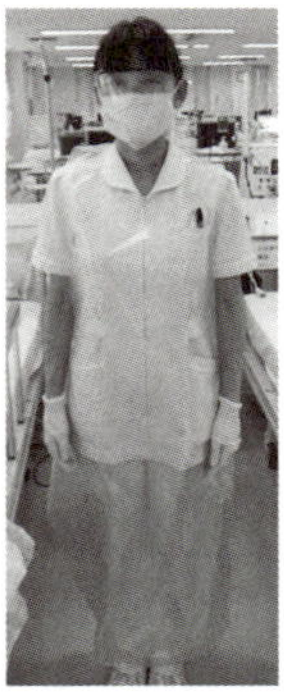

防護具装着例

防護具《ぼうごぐ》の使用　血液を多く扱う透析室において、常に [　　　] と [　　　] を感染から守らなくてはなりません。マスク、ゴーグル、手袋、エプロンを正しく装着し、患者ごと、あるいは処置ごとに、使用した防護具は廃棄して新しく装着します。

解答や習得のコツは→別冊 p.21 へ

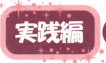

実践編 ② 透析中の観察ポイントを理解する 1

1 血圧低下《けつあつていか》

あてはまるほうを○で囲んでみよう！

血圧低下の原因と症状

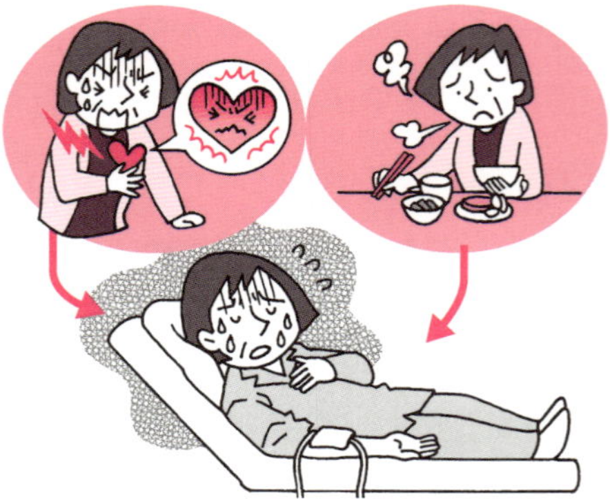

除水《じょすい》で［血管内液《けっかんないえき》・血管外液《けっかんがいえき》］が減少し、それに遅れて間質液《かんしつえき》が血管内へ移動する（plasma《プラズマ》 refilling《リフィリング》）ことで循環血漿量《じゅんかんけっしょうりょう》は維持されます。移動時間が除水速度より［速い・遅い］と、血管内［脱水《だっすい》・溢水《いっすい》］になり血圧が下がります。心筋梗塞《しんきんこうそく》や弁膜症《べんまくしょう》など、心拍出量に問題がある場合、低栄養や貧血、ドライウエイトが適正でない場合にも起こります。［あくび・くしゃみ］、便意、腹痛、冷や汗、吐き気、意識低下、顔色不良、［過呼吸《かこきゅう》・チアノーゼ］などの症状が起こります。

血圧低下時の対応

- 除水を［止める・進める］
- ［下肢・頭部］を挙上《きょじょう》する。
- 　　　　レベルを確認する。
- 医師の指示のもとで緊急補液《きんきゅうほえき》を行う。
- 長期的対応としては、ダイアライザを積層型《せきそうがた》に変更するなど透析条件を見直す。

看護のポイント　　　　　レベルが低下し、激しい胸痛や大量の吐血《とけつ》など重篤感《じゅうとくかん》の強い場合は、すぐ近くの看護師をよび緊急処置《きんきゅうしょち》を開始します。

血圧低下の予防方法

患者の年齢などにもよりますが、透析間の体重増加がドライウエイトの中２日［5・10］%、中１日［3・5］%以内に収まるよう、塩分制限の指導を行います。それでも血圧が低下する場合にはドライウエイトが適正か評価します。食事を摂取すると腸管《ちょうかん》に血液がとられるため、［透析中の食事・外食］を控えることも有効です。

あわてずまず除水を止め、レベルを確認しましょう。自分は離れず、近くにいる先輩看護師をよびましょう。

解答や習得のコツは→別冊 p.21 へ

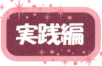

2 高血圧《こうけつあつ》

あてはまるほうを○で囲んでみよう！

高血圧の原因

透析患者では、ナトリウム・水分の排泄障害《はいせつしょうがい》があるため循環血液量《じゅんかんけつえきりょう》が［増加・減少］しやすい状況にあります。食べ過ぎ、飲み過ぎ、塩分過多などによる循環血漿量《じゅんかんけっしょうりょう》の［増加・減少］が静脈還流量《じょうみゃくかんりゅうりょう》を増やす結果、心拍出量が［増加・減少］し、血圧が上昇します。

その他には以下のような原因があります。

- 動脈硬化による血管抵抗性《けっかんていこうせい》の［増強・減弱］
- レニン－アンジオテンシン系の［亢進・抑制］
- 交感神経系、エンドセリンなどの昇圧《しょうあつ》ホルモンの［増加・減少］
- 睡眠時無呼吸症候群《すいみんじむこきゅうしょうこうぐん》

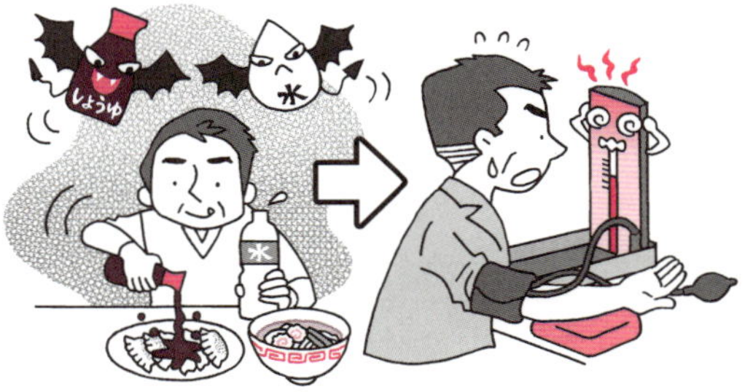

看護のポイント

高血圧は症状がないことも多いですが、血圧コントロールは大切です。

高血圧時の対応

- ドライウエイトの見直し
- 1日の塩分摂取の制限［ 6 ・ 8 ・ 10 ］g
- 禁煙

看護のポイント

解消されない場合はレニン－アンジオテンシン系阻害薬《けいそがいやく》、カルシウム拮抗薬《きっこうやく》、α《アルファ》遮断薬《しゃだんやく》、β《ベータ》遮断薬《しゃだんやく》などの降圧薬を投与します。中でも、心臓や脳などの臓器保護効果があるレニン－アンジオテンシン系阻害薬が推奨されています。

患者さんの話をよく聞き、塩分摂取が多くなっている理由を探しましょう。

解答や習得のコツは→別冊 p.22 へ

実践編 ❷ 透析中の観察ポイントを理解する 3

3 不均衡症候群《ふきんこうしょうこうぐん》

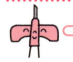

あてはまるほうを○で囲んでみよう！

不均衡症候群の原因と症状

透析によって急速に血中の老廃物が除去されることにより、血漿と組織中（体液コンパートメント）との溶質濃度《ようしつのうど》にアンバランスが生じるため発症します。［透析導入期・長期透析］、血《けつ》中尿素窒素《ちゅうにょうそちっそ》の［上昇・下降］が著しい急性腎不全例によくみられます。次のような症状が起こります。

- 中枢神経症状《ちゅうすうしんけいしょうじょう》：頭痛、悪心《おしん》、嘔吐《おうと》、視力障害、不安感、焦燥感《しょうそうかん》、けいれんなど
- 全身症状：全身倦怠感《ぜんしんけんたいかん》、血圧の上昇や下降、筋けいれん、不整脈など

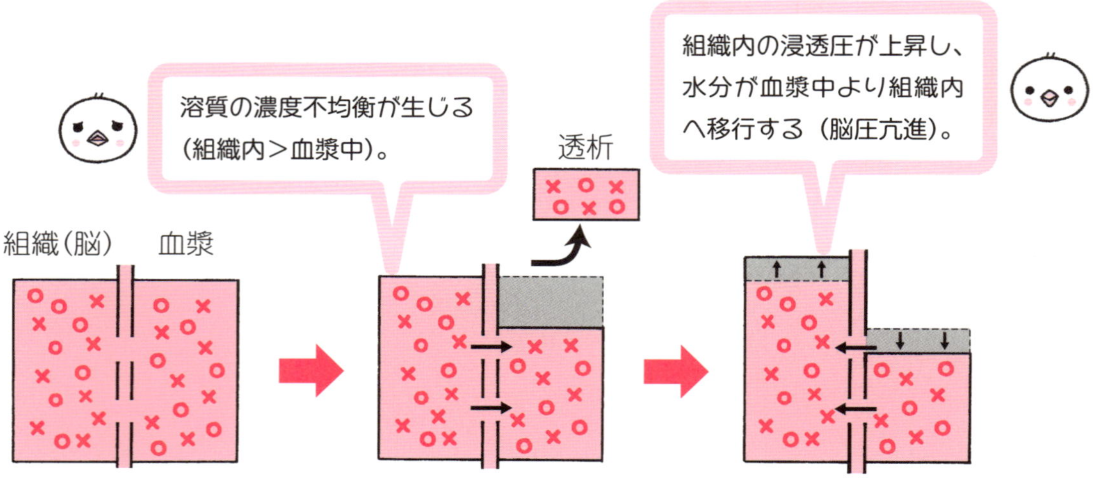

溶質の濃度不均衡が生じる（組織内＞血漿中）。
組織内の浸透圧が上昇し、水分が血漿中より組織内へ移行する（脳圧亢進）。

不均衡症候群のメカニズム[5)]

不均衡症候群時の対応

軽症の場合、血液流量を落とすなどして透析効率を［上げて・下げて］様子をみます。症状が持続するなら、［頻回《ひんかい》で短時間・長時間］の透析スケジュールに変更します。食塩水、ブドウ糖液、グリセオール、マンニトールなどの浸透圧物質《しんとうあつぶっしつ》を投与することも有効です。高窒素血《こうちっそけつ》症《しょう》が著しくなる前に透析を導入します。膜面積《まくめんせき》の［大きな・小さな］ダイアライザで、［高血流・低血流］、［短時間・長時間］、透析を行います。

組織（脳）

透析導入期によく起こります。患者さんの話を聞き、状況を説明して不安を和らげてあげましょう。

解答や習得のコツは→別冊 p.22 へ

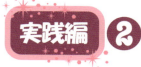

実践編 ❷ 透析中の観察ポイントを理解する 4

4 筋けいれん

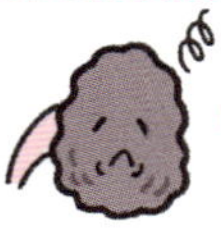

あてはまるほうを○で囲んでみよう！

筋けいれんの原因

- 筋肉の血液循環不全
- 急速な除水《じょすい》や過大な除水
- ［高過ぎる・低過ぎる］ドライウエイト
- 血清カルシウム濃度やL《エル》-カルニチンの低下
- ［上肢・下肢］の閉塞性動脈疾患

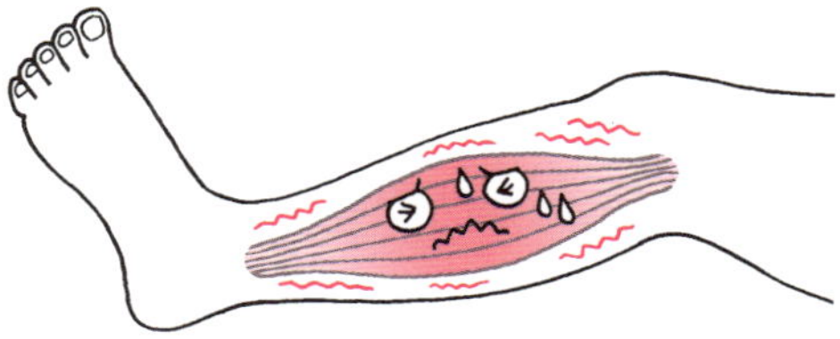

筋けいれん時の対応

- 除水を一時停止したり、除水速度を下げたりする。
- ［温罨法《おんあんぽう》・冷罨法《れいあんぽう》］を行う。
- ふくらはぎでは足先を伸展《しんてん》させ、隆起《りゅうき》した筋肉をマッサージしてほぐす。
- 緊急補液を行う。
- L-カルニチンを補給する。
- 芍薬甘草湯《しゃくやくかんぞうとう》を内服する。

筋けいれんの予防方法

- 体重増加を抑えるため、日ごろから［水分制限・塩分制限］を指導する。
- 1回の除水量をドライウエイトの［7・10］％以上としない（できれば［3・5］％以下が望ましい）。体重増加が多いときには透析時間の延長を試みる。
- ドライウエイトの設定が［低過ぎる・高過ぎる］可能性について検討する。
- 血液濾過《けつえきろか》や血液濾過透析を試みる。

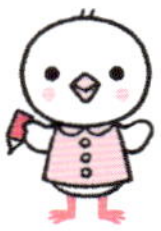

急に症状を訴えられると焦りますよね。そばにいて、マッサージしたり、温めたりしてあげましょう。

解答や習得のコツは→別冊 p.23 へ

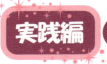

実践編 ③ 透析治療に用いられる主な薬剤を理解する 1

1 透析患者によく使われる薬剤

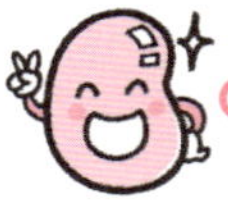

[　　] に合う語を選んで書き込んでみよう！ 沈降炭酸カルシウム　炭酸ランタン水和物　セベラマー塩酸塩　ビキサロマー　ナトリウム　カルシウム

リン吸着薬　リン吸着薬は、リンが消化管から吸収されるのを抑えるために使用します。

一般名	商品名	特徴・作用	服薬指導	副作用
[　　　　　　]	カルタン®	水に溶けず、胃酸で溶かしリン酸カルシウムを生成し、糞便に排泄される。	服薬量は1日 3gまでが推奨されている。食直前、食中、食直後に服用する。	高カルシウム血症、便秘
[　　　　　　]	レナジェル® フォスブロック®	カルシウムを含まず、陰イオンを持つリン酸と結合し糞便に排泄される。	食直前の内服が多いが、食中や食直後でも問題ない。	便秘、腹部膨満感
[　　　　　　]	キックリン®	水分で膨張せず、塩酸放出がないため、リンを下げる効果は弱い。		便秘（軽度）
[　　　　　　]	ホスレノール®	アルミニウムやカルシウムを含まず、食物中のリン酸と不溶性の複合体を形成し、糞便に排泄される。リンを下げる効果は強い。	チュアブル錠のため、噛み砕き粉砕しなければ、効果を得ることができない。顆粒製剤もある。副作用予防のためには、食直後に服用する。	吐き気、胃部不快感

カリウム抑制薬　血清カリウム値が 6 mEq/L 以上の場合に使用します。

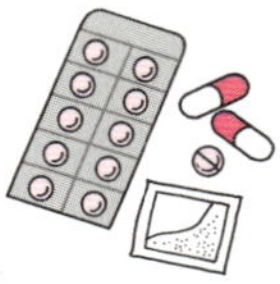

	一般名	商品名
陽イオン交換樹脂	[　　　　　　] 型陽イオン交換樹脂	アーガメイト®ゼリー カリメート®
	[　　　　　　] 型陽イオン交換樹脂	ケイキサレート®

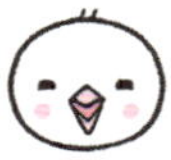

看護のポイント　アーガメイト®ゼリーはゼリー状で飲みやすくなっていますが、カリメート®やケイキサレート®が服用しづらい場合などは、便秘を防ぐために用いられる D-ソルビトール液に懸濁《けんだく》して（混ぜて）一緒に服用するなどの工夫をすると服用しやすくなります。

最初はわからなくても、薬の特徴を１つひとつ確認してみましょう。

解答は→別冊 p.23 へ

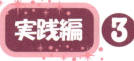

実践編 ③ 透析治療に用いられる主な薬剤を理解する 1

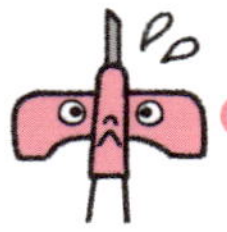

【　】に合う**正しい語**を選んで書き込んでみよう！

エポエチンベータペゴル　エリスロポエチン製剤　ダルベポエチンアルファ
カルシウム拮抗薬　カルシウム吸着薬　ヘモグロビン　ヘマトクリット　凝固薬
利尿薬　増強　減弱　α　β　1　2　3　4

ＥＳＡ製剤

ESA 製剤は腎性貧血を改善する薬です。赤血球産生促進作用を持つ薬剤を総称して、赤血球造血刺激因子（ESA）製剤とよびます。［　　　　　］では 10 〜 11g/dL、［　　　　　］では 30 〜 33％を目標に投与します。ネスプ®とミルセラ®は持続効果が長いため、月［　］〜［　］回の投与で管理できるようになりました。

一般名	商品名	半減期
［　　　　　］	エポジン® エスポー®	静注 10 時間 皮下注 20 時間
［　　　　　］	ネスプ®	静注 40 時間 皮下注 80 〜 100 時間
［　　　　　］	ミルセラ®	静注、皮下注ともに 168 〜 217 時間

降圧薬

降圧薬は血圧を下げる薬です。作用機序別に、末梢血管抵抗を下げる作用（血管拡張作用）があるレニン‐アンジオテンシン系阻害薬（ACE 阻害薬と ARB）、［　　］遮断薬、［　　　　　］、心拍数を減らす［　　］遮断薬、循環血液量を減らす［　　　　］に分類されます。透析治療の第一選択として用いられるのは、アンジオテンシンⅡ受容体拮抗薬（ARB）、アンジオテンシン変換酵素（ACE）阻害薬、［　　　　　］、［　　　］の 4 種類となります。

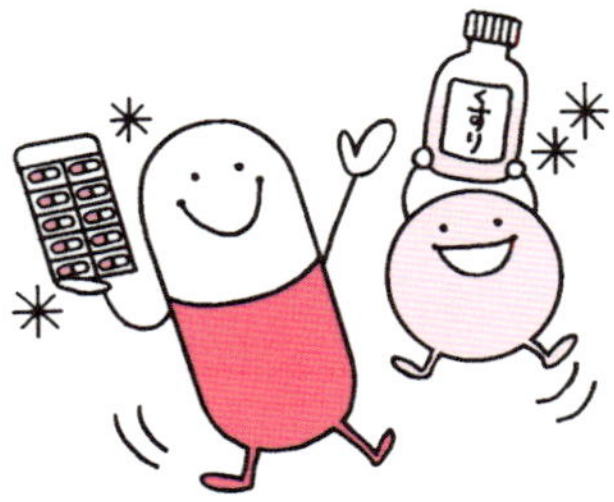

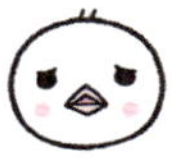

看護のポイント
カルシウム拮抗薬は、グレープフルーツと一緒に服用すると効果が［　　］してしまうので注意しましょう。

ESA製剤や降圧薬は多くの患者さんで使用されるので、しっかり覚えましょう。

解答や習得のコツは→別冊 p.24 へ

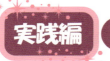

実践編 3 透析治療に用いられる主な薬剤を理解する 2

2 透析で抜けやすい薬と抜けにくい薬

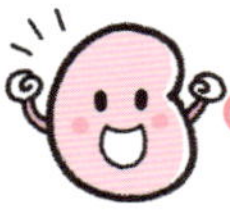

［　　］に合う正しい語を選んで書き込んでみよう！　除去されにくい　除去されない　除去される　末梢循環　そう痒症　蛋白　分子量　貧血　水溶　脂溶　早い　遅い

透析における薬剤の除去性

薬剤は［　　　］性と［　　　］性に分けられ、透析で除去されやすいのは［　　　］性です。また［　　　　］が 1,500 以上の薬剤は除去されにくいですが、ダイアライザの膜の吸着特性によっても除去性は変化します。［　　　］と結合しやすい薬剤や、血中から組織への移行が［　　　］薬剤は除去されにくくなります。透析では、ダイアライザで除去されないように、ダイアライザの出口から静脈側チャンバ間にあるニードルレスポート、もしくは静脈側チャンバの薬液注入ラインから投薬します。

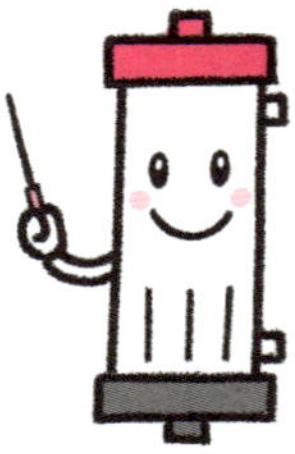

目的	薬効	商品名	透析の除去性
［　　　　　］の改善	ESA 製剤	エポジン®、エスポー®、ネスプ®、ミルセラ®	［　　　　　　　　］
	鉄剤	フェジン®、フェリコン®	［　　　　　　　　］
二次性副甲状腺機能亢進症の予防	活性型ビタミンD_3 製剤	オキサロール®、ロカルトロール®	［　　　　　　　　］
	骨代謝薬	エルシトニン®	［　　　　　　　　］
	カルシウム受動体作動薬	パーサビブ®	［　　　　　　　　］
［　　　　　］の改善	肝臓疾患・アレルギー用薬	強力ネオミノファーゲンシー®	［　　　　　　　　］
栄養補給	アミノ酸製剤	ネオアミユー®、キドミン®	［　　　　　　　　］
	糖液	ブドウ糖	［　　　　　　　　］
	脂肪製剤	イントラリピッド®	［　　　　　　　　］
［　　　　　］の改善	プロスタグランジン製剤	パルクス®、リプル®	透析膜による

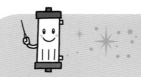

血圧測定の裏側には……

透析歴 10 年以上の透析患者のＡさんが、抜歯をすることになりました。Ａさんは、見上げる程の大きな体で、さらに診療室全体に響き渡る大きな声の持ち主です。その迫力に、何もかも不慣れな新人歯科衛生士の私はいつも圧倒されていました

抜歯は、血圧をモニター下で監視しながら行います。その日の私は、いつにも増してＡさんの迫力に圧倒され、震える手で何とかＡさんの腕にマンシェットを巻くことができました。血圧を測定すると、収縮期血圧が 200mmHg 近くに達していました。

「私の緊張が移ったのかしら？」と思わず言葉を発してしまいました。

迫力満点のＡさんも、実は抜歯すると聞いてかなり緊張していたようです。いつもと変わらない様子だったので気が付きませんでしたが、血圧の上昇で緊張はばれてしまい、とても恥ずかしそうに笑ったＡさん。つられて私も笑ってしまいました。この日を境に、Ａさんと私との距離が少し縮まったように感じました。

今では私の顔を見れば、Ａさんから声をかけてくれます。もちろん、マンシェットも緊張することなく巻くことができるようになりました

ちょっとした進歩かもしれませんが、その日の血圧測定には、私が成長するための大きな一歩がありました。

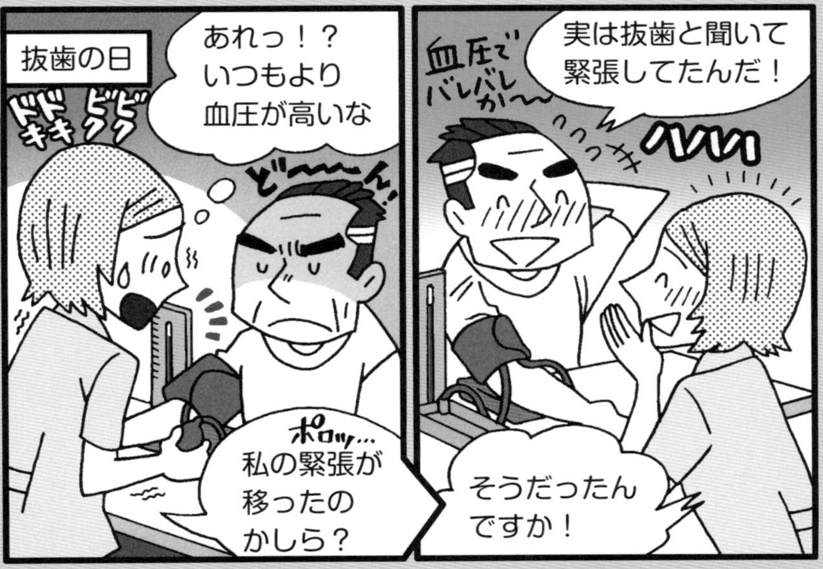

解答や習得のコツは→別冊 p.25 へ

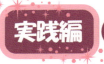

実践編 4 患者指導に必要な検査の見方を理解する 1

1 透析が効果的に行われているかを確認する検査

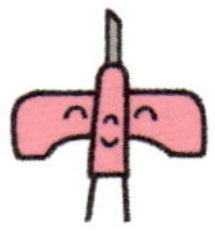

[　　] に合う正しい語を選んで書き込んでみよう！ 月　火　金　土　8　10　13　15　20　40　60　90　110　上がった　下がった　高め　低め　低い　高い　透析効率　良い　悪い　多い　少ない　透析前　透析後　尿毒素物質

基本の検査データ

月・水・金の透析患者さんなら [　　　] 曜日
火・木・土の透析患者さんなら [　　　] 曜日

透析における基本的なデータは、透析と透析の間が一番空いた日の透析開始時に採血したデータになります。

クレアチニン（Cr）

基準値 [男性：　　～　　] mg/dL
[女性：　　～　　] mg/dL

筋肉から産生される物質で筋肉の [　　　] 人ほど [　　　] になります。

血《けっ》中《ちゅう》尿《にょう》素《そ》窒《ちっ》素《そ》（BUN）

基準値 [　　～　　] mg/dL

体にたまる老廃物《ろうはいぶつ》の代表格で、たんぱく質がエネルギーとして体内で“燃やされた”あとに残るカスです。たんぱく質の摂り過ぎや [　　　　　] が悪い（透析不足）時やエネルギー不足時にも高くなります。

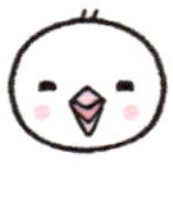

理解のポイント

- 透析効率とは 1 回の透析でどれだけ [　　　　　] を除去できるかということです。
- [　　　　　] が透析前に比べ透析後にどれだけ [　　　　　] かが透析効率になり、前に比べ後の値が [　　　] ほど効率が [　　　] ことになります。
- 透析患者さんは透析をしない日が一番長く空いた日の [　　　　] が [　　　　　] の蓄積が多く、データが一番 [　　　] 状態になり、その状態を把握するため採血は週初めに行います。

採血する日によって値や評価が変わってきます。注意しましょう。

解答や習得のコツは→別冊 p.25 へ

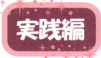

実践編 ④ 患者指導に必要な検査の見方を理解する 2

2 食生活が適切かを確認する検査

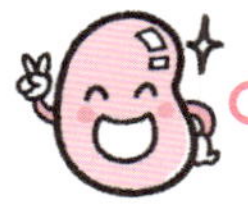

[　　] に合う語を選んで書き込んでみよう！　3.5　3.6　5.1　5.5　6
さまざまな物質の運搬　喫食量の低下　手足や唇のしびれ　脱力感　不整脈
心停止　浮腫　異化亢進　体蛋白異化亢進　透析不足　消化管出血　たんぱく質
血中の膠質浸透圧の維持　エネルギー不足　野菜　果物

カリウム（K）　カリウムの基準値は［　　　～　　　］mEq/L です。腎機能が低下すると尿中にカリウムがうまく排泄されず、血中カリウム濃度が上昇します。さまざまな食材に含まれており、とくに［　　　］や［　　　］に多く含まれます。

血中のカリウム濃度が上昇すると［　　　　　　　　　　　］、［　　　　］、［　　　　］を起こし、最悪の場合［　　　　］の危険があります。高カリウム血症のコントロールは十分な透析量の確保、食事からのカリウム制限が非常に重要です。

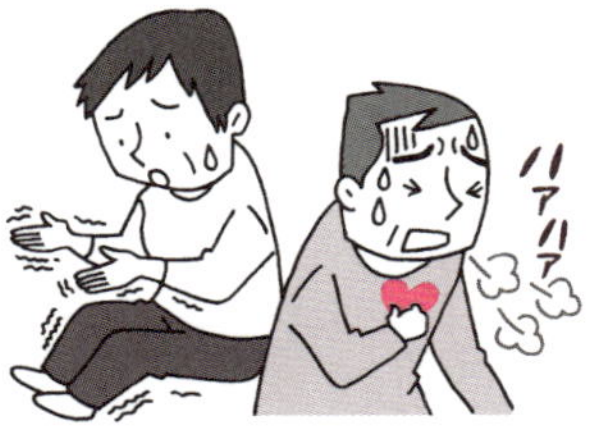

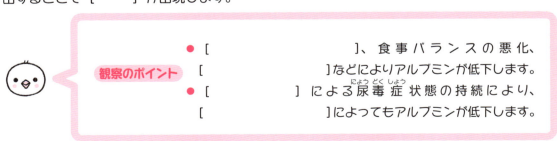

観察のポイント　カリウム値はエネルギー不足による体の［　　　　　］、［　　　　　］、［　　　　　　］などによっても上昇します。

アルブミン（Alb）

アルブミンの基準値は［　　　～　　　］g/dL です[8)]。患者の生命予後を判断する指標の1つです。食事から摂取した［　　　　　　　］を材料として肝臓でつくられます。血清蛋白の約［　　　］割を占めており、血液や筋肉などに多く、細胞を助ける働きをしています。

アルブミンの役割は主に［　　　　　　　　　　　　　　　］と［　　　　　　　］です。アルブミンが低下すると血液は一定の浸透圧を保つため、血管外に水分が漏出することで［　　　］が出現します。

観察のポイント
- ［　　　　　　　　　　　　］、食事バランスの悪化、［　　　　　　　　　　　］などによりアルブミンが低下します。
- ［　　　　　　　　］による尿《にょう》毒《どく》症《しょう》状態の持続により、［　　　　　　　　　　　］によってもアルブミンが低下します。

解答や習得のコツは→別冊 p.26 へ

実践編 ④ 患者指導に必要な検査の見方を理解する 3

3 貧血状態を確認する検査[9)]

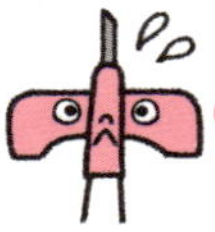

[　　] に合う語を選んで書き込んでみよう！ 10　11　12　30　33　36
赤血球の割合（%）　比較的若年者　脳梗塞　心筋梗塞　ヘモグロビン（血色素）

ヘモグロビン（Hb）

基準値 [　　～　　] g/dL

血液中の赤血球に含まれる [　　　　　　　　] の量を示します。

ヘマトクリット（Ht）

基準値 [　　～　　] %

血液中の [　　　　　　　　] を示します。

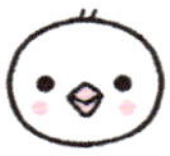

観察のポイント

- 活動性が高く動《どう》脈《みゃく》硬《こう》化《か》のない [　　　　　　] は、Hb：[　　～　　] g/dL、Ht：[　　～　　] %を基準とします。
- 動脈硬化の強い高齢の患者は貧血を改善し過ぎると、[　　　　] や [　　　　] などを起こしやすくなるため、Hb:10 ～ 11g/dL、Ht：30 ～ 33%を基準とします。

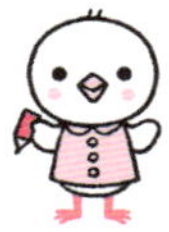

解答や習得のコツは→別冊 p.26 へ

実践編 4 患者指導に必要な検査の見方を理解する 4

4 骨の代謝異常が起こっていないかを確認する検査

[　　] に合う語を選んで書き込んでみよう！
3.5　6.0　8.4　10.0　60　240　便秘　腸閉塞　関節　血管　しびれ　かゆみ
動脈硬化　石灰化　CKD-MBD　活性型ビタミン D_3

補正《ほせい》カルシウム（補正 Ca）

増加すると [　　　　　]、[　　　　]、[　　　　]、ひどい場合は意識障害が起こります。腎機能が低下するとカルシウムの吸収を助ける [　　　　　　　　　　] が分泌されないため、低カルシウム血症となります。

基準値 [　　　～　　　] mg/dL

観察のポイント

- 低アルブミン（Alb）血症（4.0g/dL 未満）がある場合には実測の Ca の値より低めになるため、「補正 Ca 濃度＝実測 Ca 濃度＋（4 − Alb 濃度）」の計算式で補正しこれを指標とします。
- Alb ＞ 4 のときには補正の必要はありません。

リン（P）

増加すると骨がもろくなり [　　　　] や周囲の [　　　　] が硬くなり、[　　　　　] を起こします。[　　　　] や [　　　　　] の原因にもなります。

基準値 [　　　～　　　] mg/dL

インタクト PTH

骨は無機質《むきしつ》な塊《かたまり》ではなく、骨折しても治癒するように活発に代謝を行っています。透析患者に起こる骨障害を総称し [　　　　　　　　] といいます。

基準値 [　　　～　　　] pg/mL

予備知識　副甲状腺《ふくこうじょうせん》は甲状腺の裏側に位置する米粒大の臓器で、一般に 4 つあり上皮小体《じょうひしょうたい》とも呼ばれ、副甲状腺ホルモン（PTH）を分泌しています。PTH は破骨細胞《はこつさいぼう》に作用し骨を溶かして（骨吸収《こつきゅうしゅう》）、血中にカルシウムを導き、血中カルシウム濃度を上昇させる作用があります。

通常の骨粗鬆症とは若干異なります。きちんと区別をして症状に合った治療をすることが大切です。

解答や習得のコツは→別冊 p.27 へ

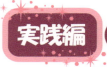

5 血液検査以外で注意したい検査

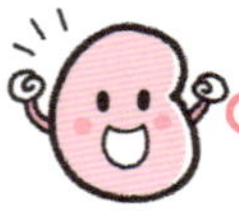

[　　] に合う語を選んで書き込んでみよう！ 1 2 3 4 5 8
20 以下　50 以下　除水後　浮腫　胸郭　心臓　高齢者　心臓疾患　たんぱく質量
水分量　筋肉量　大きく　前回透析後体重　割合　ドライウエイト

ヒト心房性《しんぼうせい》ナトリウム利尿《りにょう》ペプチド（hANP《ハンプ》）

定期的に測定されることはありませんが、体内の水分量を敏感に表す値で、透析中の除水に伴い速やかに低下するため、ドライウエイト（DW）が適切かどうか判断するのに有用です。

基準値 [　　　　　] pg/mL（透析後の値）[10)]

注意値：透析後採血値
100pg/mL 以上 ➡ DW を下げる！
25pg/mL 以下 ➡ DW を上げる！

脳性《のうせい》ナトリウム利尿ペプチド（BNP）

心臓に負担がかかると心臓（主に心室）から血液に分泌されるホルモンで、数値が高いほど心臓に負担がかかっているといえます。透析中の除水によって低下しますが変化は小さく、DW の判断よりも心疾患の進行度を調べるのに有用です。

基準値 [　　　　　　] pg/mL[10)]

心臓超音波検査（心エコー）

超音波装置を用いて、心臓の様子を画像に映し出して診断する検査です。

検査目的：①心臓の形の異常を発見する形態的診断
②心臓の働きをみる機能的診断

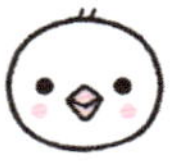

異常な場合に疑われる病気

- 心肥大《しんひだい》
- 心筋梗塞《しんきんこうそく》
- 拡張型心筋症《かくちょうがたしんきんしょう》
- 先天性の心疾患
- 各種の弁膜症《べんまくしょう》
- 弁狭窄症《べんきょうさくしょう》など
- 心拡大

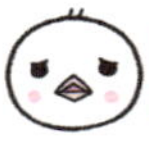

hANP は DW が適切か評価する指標ですが、DW は臨床での症状、患者さんの状態など総合的に判断すべきであり、hANP だけを頼りにするのはよくありません。

解答は→別冊 p.27 へ

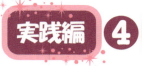

実践編 4 患者指導に必要な検査の見方を理解する 5

InBody（生体電気インピーダンス法：BIA 法） InBody とは微弱電流を体に流し、その電気抵抗の差で［　　　　］や脂肪量を測定する装置です。［　　　　］の［　　　］率を確認することで DW が適正かどうかを判断する指標の 1 つです。

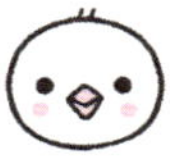

観察のポイント ［　　　　］や［　　　　　　　　］なども確認できるため、栄養状態や QOL の指標としても活用できます。

心胸《しんきょう》比《ひ》（CTR） 心胸比とは胸部 X 線写真上で［　　　］の幅に対する［　　　］の幅の［　　　］のことです。目標値は 50%程度となります[11]。余分な水分が体にたまると、数値が［　　　　］なるため DW を決める指標の 1 つとして使用されています。

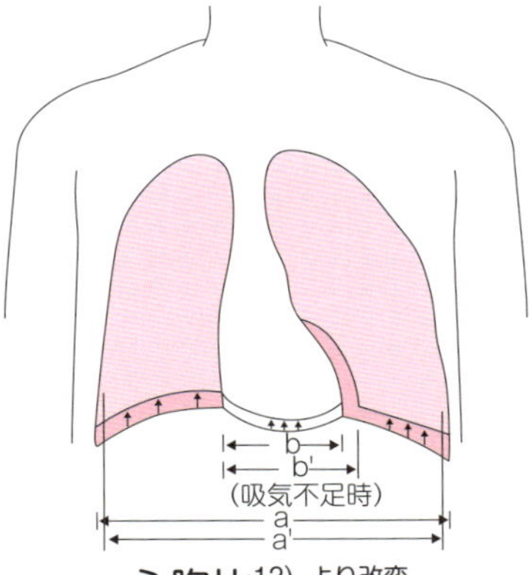

心胸比[12] より改変

a、a'：胸郭横径
b、b'：心横径

心胸比（深吸気時）＝ $\frac{b}{a} \times 100\%$

心胸比（吸気不足時）＝ $\frac{b'}{a'} \times 100\%$

観察のポイント
［　　　　］や［　　　　　　］のある患者は基準より多少大きくなることがあります。

体重増加 体重増加量は透析前の体重から DW を引いた差分の増加量です。塩分［　　　］g を摂取すると、体内の塩分濃度を保とうとして無意識に 1L の水分を摂取するといわれています。そのため体重は［　　　］kg 増加することとなります。透析間の体重増加が多いと、1 回除水量が多くなり心臓への負担が大きくなります。

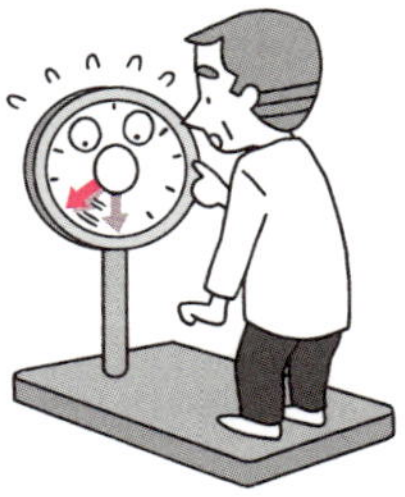

体重増加率の目安　中 1 日［　　　～　　　］%　　中 2 日［　　　～　　　］%
算出式：体重増加率（%）
　＝ (透析前体重－［　　　　　　　　　］) ÷［　　　　　　　　　］× 100

解答や習得のコツは→別冊 p.28 へ

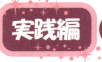

実践編 4 患者指導に必要な検査の見方を理解する 6

6 アクセス管理

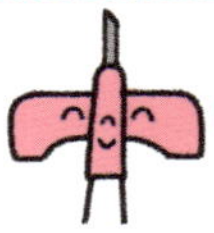

[　　]に合う語を選んで書き込んでみよう！ ピロー　止血時間　狭窄　静脈圧　腫脹　定期的　機能評価　機能不全

透析患者にとってバスキュラーアクセス（VA）は命綱《いのちづな》ともいえます。そのため毎日の VA 機能のモニタリング・サーベイランスは、VA トラブルの予防・早期発見・早期治療に大変重要な意味を持ちます。医療スタッフがモニタリング・サーベイランスに関する知識を持ち、患者への指導や透析ごとのモニタリングをきちんと行えることが大変重要です。

VA 機能のモニタリング
➡［　　　　　］を検出するために毎透析時の観察結果を評価すること
VA 機能のサーベイランス
➡［　　　　］に特定の検査法で［　　　　　］を行うこと

VA 機能のモニタリングの実際　具体的なモニタリング方法としては、シャントスリル、シャント雑音、シャント静脈全体の触診（［　　　］部位確認）、［　　　　］部の状態確認、［　　　　　］の延長、シャント肢の［　　　］、脱血不良《だっけつふりょう》、不整脈、［　　　　］の上昇、透析後半 1 時間での血流不全の有無・変化を評価します。これらを点数化し客観的に評価する 1 つの方法としてバスキュラーアクセススコアリング（VAS）があります。

VA 機能のサーベイランスの実際　超音波《ちょうおんぱ》希釈法《きしゃくほう》・超音波ドプラー法・クリットライン法・熱希釈法による VA の血流量測定や、超音波検査などによって行います。

VA の機能評価（上腕《じょうわん》動脈血流量・血管抵抗係数：RI・平均血流量）・形態評価を非侵襲的《ひしんしゅうてき》に行うことができ、狭窄部位の確認にも有用です。

VA の血流量はガイドラインに基準値があり、観察の判断基準に用いられます。

	AVF	AVG
アクセス血流量	500mL/ 分未満	650mL/ 分未満
ベースの血流量との比較	20%以上減少	

どちらかがみられれば
血管狭窄の可能性あり

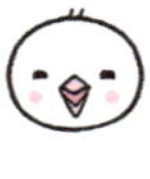

日常のモニタリングは、会話の中にもたくさんヒントが隠されています。患者さんとのコミュニケーションをたくさんとるようにしましょう。

解答や習得のコツは→別冊 p.28 へ

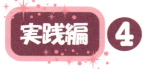

実践編 ④ 患者指導に必要な検査の見方を理解する 6

[ ] に合う語を選んで書き込んでみよう！ 正常 異常 静脈 動脈 血栓 血小板 内壁 インターベンション

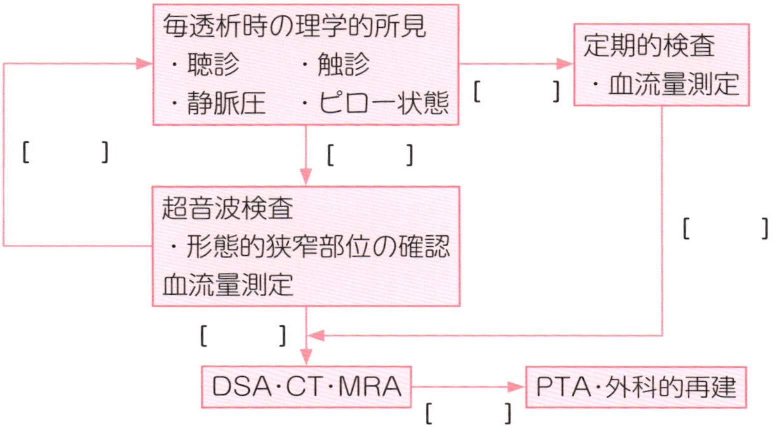

VA 機能モニタリング・サーベイランスのフローチャート[13)]

血管が狭くなる原因と治療

原因①繰り返し針を刺すところが狭くなる

毎透析時に同じ血管に穿刺し、止血を繰り返すことで、少しずつ [ ] の作用や [ ] などにより血管が狭くなっていきます。

原因②血液の流れが影響して狭くなる

動脈と静脈をつなぐことにより、本来弱い組織である [ ] の壁に [ ] の強い血圧がかかり、静脈の [ ] が厚くなることによって血管が狭くなっていきます。

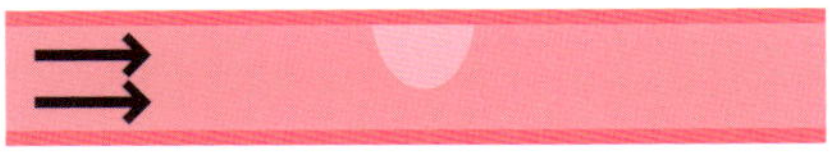

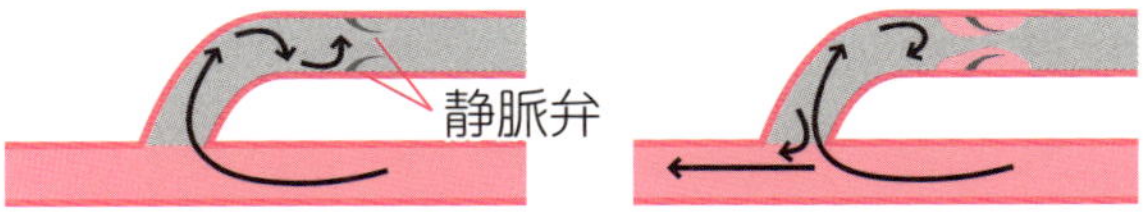

血液の乱流・過剰血流　内膜の肥厚による狭窄

血管が狭くなり、十分な血流を保てなくなると透析が良好にできなくなってしまいます。このような場合、[ ] 治療や、手術による治療を行います。

解答や習得のコツは→別冊 p.29 へ

実践編 ④ 患者指導に必要な検査の見方を理解する 7

7 透析患者の検査データ基準一覧[8、10]

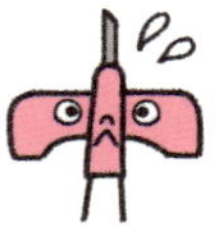

[　　] に合う語を選んで書き込んでみよう！ グリコアルブミン　クレアチニン　hANP　インタクト　血中尿素窒素　CTR　アルカリフォスファターゼ　C 反応性蛋白　Kt/V　副甲状腺　プロトロンビン　低比重リポ蛋白

	項目	略語	基準値
透析効率	[　　　　　　　]	BUN	60 ～ 90mg/dL
	[　　　　　　　]	Cr	男性　10 ～ 15mg/dL
			女性　8 ～ 13mg/dL
	標準化透析量	[　　　]	1.2 以上
	尿酸《にょうさん》	UA	3.2 ～ 8.4mg/dL
	カリウム	K	3.6 ～ 5.5mEq/L
貧血	ヘモグロビン	Hb	10 ～ 11g/dL
	ヘマトクリット	Ht	30 ～ 33%
水分・塩分	心胸比	[　　　]	50%程度
	ナトリウム	Na	135 ～ 145mEq/L
	ヒト心房性ナトリウム利尿ペプチド	[　　　　]	HD 後　50pg/mL 以下
CKD-MBD	補正カルシウム	補正 Ca	8.4 ～ 10.0mg/dL
	リン	P	3.5 ～ 6.0mg/dL
	補正カルシウム・リン積	補正 Ca × P	55 以下
	[　　　　　　] PTH（[　　　　　] ホルモン）	i-PTH	60 ～ 240pg/mL
	[　　　　　　　　　　　]	ALP	80 ～ 260IU/L
感染	白血球	WBC	3,500 ～ 10,000/μL
	[　　　　　　　]	CRP	0.1mg/dL 以下
その他	アルブミン	Alb	3.5 ～ 5.1g/dL
	[　　　　　　　　] コレステロール	LDL-C	120mg/dL 未満

解答は→別冊 p.29 へ

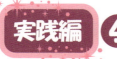

実践編 ④ 患者指導に必要な検査の見方を理解する 7

その他	[　　　　　　　　] 時間国際標準比	PT-INR	2.0 前後
	マグネシウム	Mg	1.5 ～ 2.5mg/dL
	グリコヘモグロビン	HbA1c	優　＜ 6.2
			良　6.2 ～ 6.9
			可　6.9 ～ 8.4
			不可　＞ 8.4
	[　　　　　　　　]	GA	腎機能正常の糖尿病患者 11 ～ 16%
			HD 患者　＜ 20%
			心血管イベントの既往を有し低血糖傾向のある HD 患者　＜ 24%

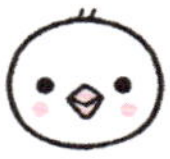

基準値は施設によっても考え方が異なるため、この限りではありません。

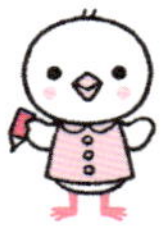

解答や習得のコツは→別冊 p.30 へ

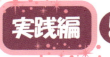

実践編 5 患者指導に必要な食事療法を理解する 1

1 透析患者の栄養指導の基本

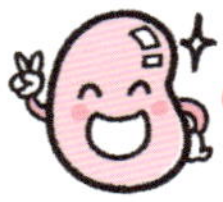

[　　] に入る**正しい語**を選んで書き込んでみよう！　クレアチニン　たんぱく質　尿素窒素　栄養素　カリウム　むくみ　高血圧　心臓　腎臓　抑制　促進　水分　塩分

食事療法の目的

透析療法《とうせきりょうほう》が [　　　　] の働きをすべて代行《だいこう》してくれるわけではないので、食事による調節が必要となります。透析導入後に [　　　　　　]、塩分、[　　　　　]、リンなどを調整することにより、腎臓のさらなる機能低下を [　　　] し、透析から透析の間の体調を整え、透析中の負担を軽減させることが食事療法の目的です。

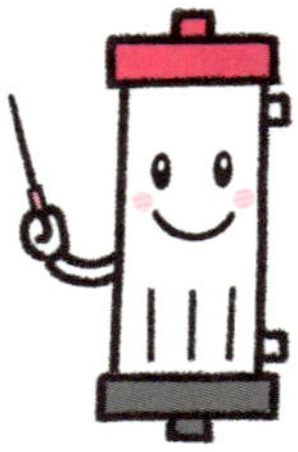

栄養指導のポイント

- たんぱく質を摂り過ぎると、腎臓からしか排泄されない [　　　　　] や [　　　　　　　] などが体内に多くたまり、体に大きな負担となります。
- 塩分を摂り過ぎると [　　　　] や [　　　　] の原因につながるため、制限が必要となります。
- 食事のすべてを制限してしまうと、必要な[　　　　] も不足してしまい、体調不良の原因となります。

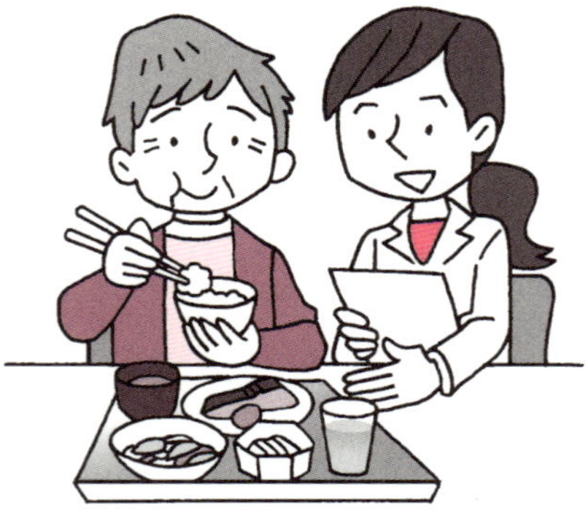

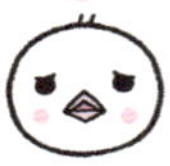

患者個々に指導内容は大きく異なりますので、主治医や栄養士の指導をあおぎながら実行していきましょう。

解答や習得のコツは→別冊 p.30 へ

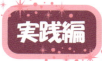

実践編 5 患者指導に必要な食事療法を理解する 1

[　　] に入る語を選んで書き込んでみよう！　エネルギー　アミノ酸　産生　摂取　同化　異化　過剰　不足　尿素　筋肉　血液　小腸

たんぱく質の代謝

たんぱく質は、体内のアミノ酸プールから常につくられる [　　　] と、壊す [　　　] を繰り返して人体を構成しており、一部のアミノ酸は分解され、[　　　] として体外に排泄されます。

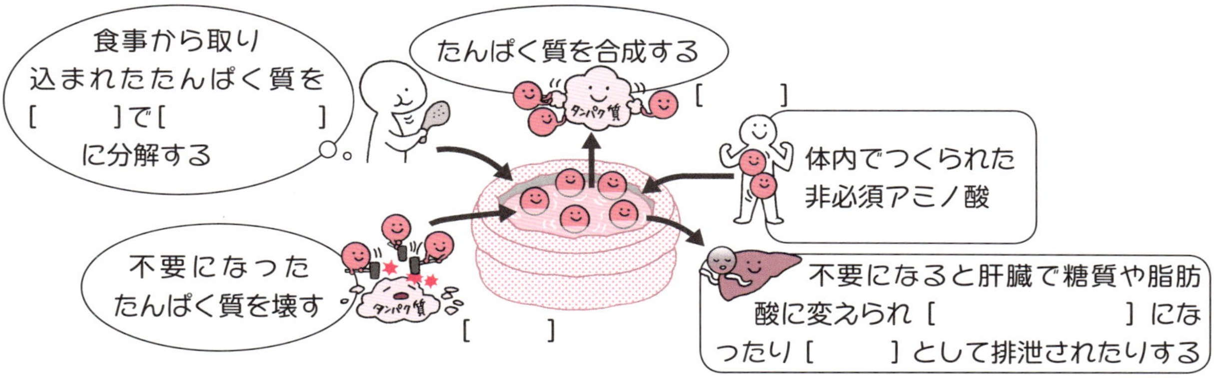

食事から取り込まれたたんぱく質を [　　] で [　　　　] に分解する
たんぱく質を合成する
タンパク質
[　　　]
体内でつくられた非必須アミノ酸
不要になったたんぱく質を壊す
タンパク質
[　　　]
不要になると肝臓で糖質や脂肪酸に変えられ [　　　　　] になったり [　　　] として排泄されたりする

アミノ酸プール（遊離アミノ酸）[15) より改変]

栄養状態の評価方法

- 蛋白《たんぱく》異《い》化《か》率《りつ》（PCR）：体内で分解された蛋白（アミノ酸）の量を表しています。同化と異化のバランスが取れているときの、蛋白の壊される速さはつくられる速さに等しく、また、蛋白がつくられる速度はたんぱく質 [　　　] 量に等しくなります。
- 標準化蛋白異化率（nPCR）：蛋白異化率をその患者の体重で割った値を示します。
- クレアチニン産生速度《さんせいそくど》：透析前後の血中に含まれるクレアチニンの濃度を表します。クレアチニンは [　　　] 中のクレアチンの代謝によって生成される老廃物《ろうはいぶつ》で腎臓から尿に排泄されますが、腎臓が機能しない場合には [　　　] 中に残留《ざんりゅう》します。

栄養指導のポイント

- PCR は、たんぱく質 [　　　] 量の指標になります。
- nPCR が 0.9 以下の場合はたんぱく質摂取量が [　　　] している、1.2 以上の場合はたんぱく質摂取が [　　　] であると評価します。
- クレアチニンの [　　　] 量は、栄養状態や [　　　] 量の指標となります。

解答や習得のコツは→別冊 p.31 へ

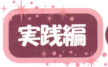

実践編 5 患者指導に必要な食事療法を理解する 1

[　　] に入る正しい語を選んで書き込んでみよう！ 基礎代謝量　ミネラル　ビタミン　活動量　透析　糖質　脂質　嗜好　1,000　2,000　15　20　25　30　35　50　60　70　0.9　1.0　1.2　6　7

透析食

透析食は制限食ではありません。工夫とバランスで食べる食事です。一定の食事基準の範囲内で、患者の [　　] や生活状況に合わせた食事を工夫し、選択していくことが大切です。

血液透析（週３回）の１日当たりの食事摂取基準[16] 患者個々によって必要栄養量は異なります。

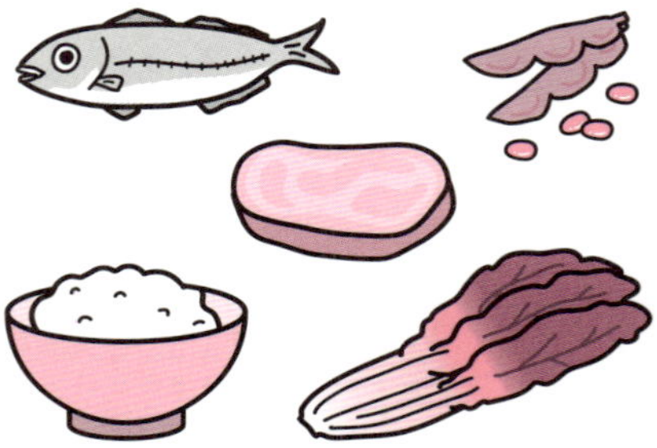

- エネルギー：[　　] ～ [　　] kcal/kg
- たんぱく質：[　　] ～ [　　] g/ 標準体重 kg
- 食塩：[　　] g 未満
- 水分：できるだけ少なく
- カリウム：[　　] mg 以下
- リン：たんぱく質（g）× [　　] mg 以下

透析食のポイント①（バランスの良い食事）

[　　] と [　　] は体を動かす力のもととなり、たんぱく質は血や肉になります。[　　] や [　　] は体の調子を整えてくれます。これらの栄養素を適切な比率で摂ることにより、バランスの良い食事となります。たんぱく質 12 ～ 18%、炭水化物 [　　] ～ [　　] %、脂質 [　　] ～ [　　] %の割合になるように摂取します。

栄養指導のポイント 食事は１日３回規則正しく摂り、朝食を抜いたり、夜食を習慣的に食べたりしないよう説明しましょう。

透析食のポイント②（消費量に合った十分なエネルギー摂取）

安静にしていても心臓を動かしたり、呼吸や体温を維持したりするために消費されるエネルギーを [　　] といいます。これに加え、[　　] と [　　] によりエネルギーが消費されるため、消費量に見合ったエネルギーが必要となります。

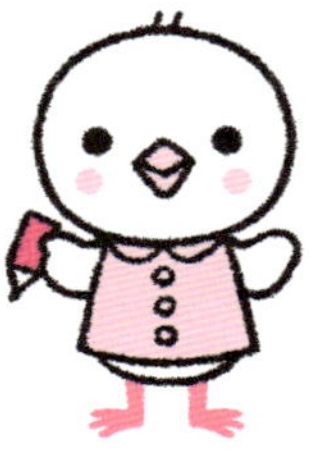

患者さんの食事の習慣や癖を把握し、適正な食事に少しでも近づけるよう学んでいきましょう。

解答や習得のコツは→別冊 p.31 へ

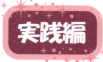

実践編 5 患者指導に必要な食事療法を理解する 1

[　　] に入る語を選んで書き込んでみよう！ カルシウム　アミノ酸　不整脈　むくみ　老廃物　心臓　水分　血圧　5　6

透析食のポイント③（適量なたんぱく質摂取）

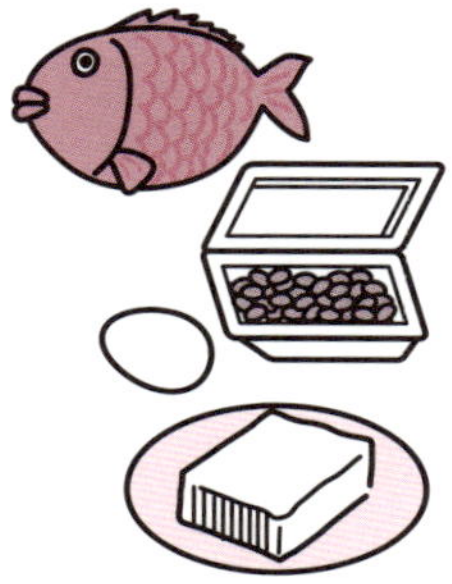

透析を行うことによって、たんぱく質が [　　　　　] として1回に[　　　]～[　　　] g 程度失われるので、普段から良質のたんぱく質を適切に摂取することが大切です。とくにたんぱく質は不足していても過剰であっても栄養《えいよう》障《しょう》害《がい》を引き起こします。不足している場合は、[　　　　] や抵抗力の低下、過剰な場合は体内に [　　　　] を蓄積することになります。

栄養指導のポイント　食品の選び方は、動物性と植物性のたんぱく質食品を、それぞれ１日１品は取り入れるようにしましょう。

透析食のポイント④（カリウムとリンを摂り過ぎない）

血中のカリウム濃度が高くなり過ぎると非常に危険で、[　　　　] が起こったり、[　　　] が止まったりすることがあります。また、リンは体内のカルシウムと結合して骨や歯を丈夫にします。腎機能が衰えると血中にリンがたまり、体はバランスを保つために骨から [　　　　　] を取り出すため、骨がもろくなります。また、リンやカルシウムの代謝バランスが崩れると血管の石灰化が起き、動脈硬化を引き起こす可能性もあります。

そのため、カリウムやリンの摂取量を減らすことが必要となります。

透析食のポイント⑤（塩分を摂り過ぎない）

塩分を多く摂取するとのどが渇き、[　　　] が欲しくなります。また、塩分は [　　　] のコントロールの上でも重要です。

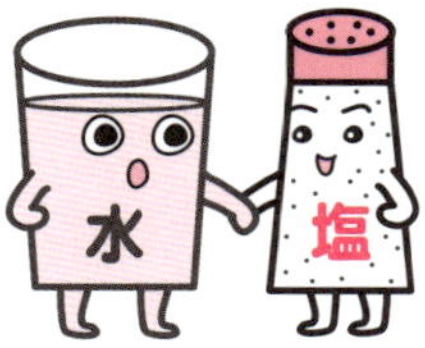

栄養指導のポイント　塩分摂取量と併せて、透析間の体重増加も大切な指標となります。

個々の食品の栄養的特徴を理解し、上手に組み合わせていくように患者さんに説明しましょう。

解答や習得のコツは→別冊 p.32 へ

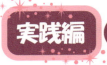

実践編 5 患者指導に必要な食事療法を理解する 1

［　］に入る語を選んで書き込んでみよう！　栄養成分　おかず類　調味料　買い物　作る　傾聴　調理　高い

食事指導継続のポイント①（家族の理解）

食事管理は食べる側も［　　　］側も透析食を理解する必要があります。

栄養指導のポイント　生活背景を把握して［　　　］の状況を聞き出しましょう。調理者には［　　　　］の仕方などを説明します。

食事指導継続のポイント②（できることから始める）

いきなり［　　　］目標を設定するのではなく、「これならできそう」と思える方法を提案し、達成できたら次の目標を設定してステップアップしていきます。

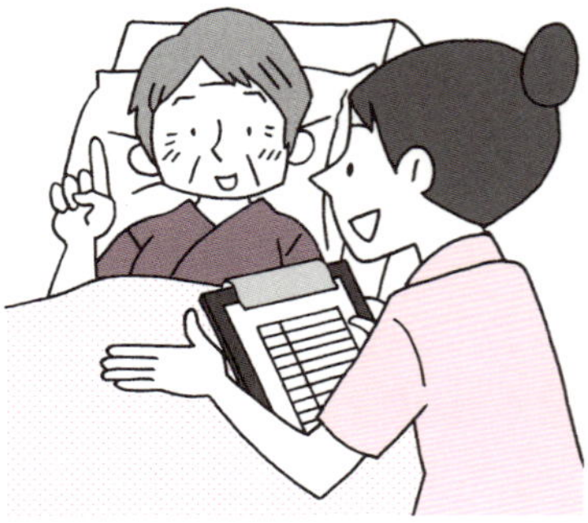

栄養指導のポイント　数多くの選択肢から、患者に合った指導を行うことが食事療法成功のコツです。

食事指導継続のポイント③（治療用特殊食品の活用）

エネルギー調整食品《ちょうせいしょくひん》や食塩調整食品《しょくえんちょうせいしょくひん》を利用すると無理なくエネルギー補給や塩分調整ができます。［　　　　］や副食の［　　　　　］の形態になっているので使用しやすいです。

食事指導継続のポイント④（治療食の宅配サービスを利用）

多忙な毎日を送っている人にとって宅配サービスは非常に便利です。［　　　　　］がコントロールされた食事を作ることが困難な人には質の高いサービスとなります。

栄養指導のポイント　透析導入時は患者さんも家族も透析食について知らないことばかりなので、宅配食を利用することで不安が安心に変わります。

食事指導継続のポイント⑤（継続した栄養相談）

「指導される」と思うと身構えてしまうため、素直な内容を聞き取ることができません。患者の話をじっくり聞き、［　　　］・共感《きょうかん》の姿勢でかかわります。

治療用特殊食品や宅配食を実際に食べてみると、体験談として患者さんに勧めやすいです。

解答や習得のコツは→別冊 p.32 へ

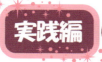

患者指導に必要な食事療法を理解する 2

2 炭水化物、たんぱく質、脂質の食事のポイント

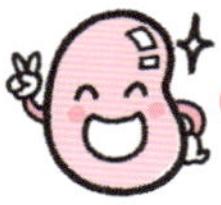

[　] に入る語を選んで書き込んでみよう！　エネルギー源　アミノ酸　老廃物　調味料　揚げ物　焼き物　炒め物　大豆類　動物　植物　豆類　いも類　麺類　筋肉　上昇　魚

炭水化物　炭水化物は、体内で主に [　　　　　] となります。ごはんやパンなどの穀類の主食は毎回しっかり摂取することが重要です。

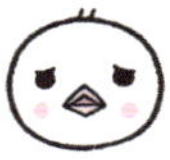

栄養指導のポイント　[　　] は水分、塩分の摂り過ぎにならないように、[　　　]・[　　] はカリウムが多くなり過ぎないよう注意するように説明します。

たんぱく質

たんぱく質は、血液や [　　] を構成する重要な栄養素で、[　　]、肉、卵、乳類、[　　] などがおもな供給源です。摂り過ぎると、[　　　] が体の中に蓄積され、尿素窒素、リン、カリウムなどの値が [　　] します。栄養障害を引き起こさないようにするために、[　　　　] スコアの高い（100 に近いものほどアミノ酸バランスが良い）良質なたんぱく質を中心に適量を摂取するようにします。

脂質

脂質は、三大栄養素の中でもっとも大きなエネルギー源です。[　　　]、[　　　]、[　　　　] の順にエネルギー量が増えます。ドレッシングやマヨネーズなどの [　　　] を利用すると油を多めに摂ることができ、エネルギーアップにつながります。

 ＜ ＜

[　　　]　　　　　　　　[　　　]　　　　　　　　[　　　]

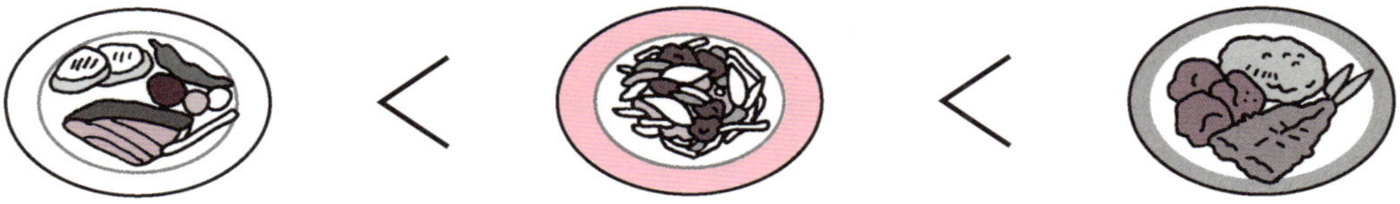

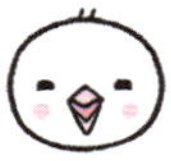

栄養指導のポイント　[　　] 性脂肪の過剰摂取は動脈硬化の原因となるので、量や摂取する内容には注意し、[　　] 性脂肪や魚の脂を摂るように勧めます。

患者さんの好きな食材・嫌いな食材を理解しておくと、アドバイスがしやすいですよ。

解答や習得のコツは→別冊 p.33 へ

実践編 5 患者指導に必要な食事療法を理解する 3

3 カリウムの食事のポイント

[　　] に入る語を選んで書き込んでみよう！　しびれ感　不整脈　心停止　筋力　低下　下痢　嘔吐　尿中　蓄積　低　高　3　5

カリウムの働きとカリウムによる異常

カリウムは代謝や筋肉の収縮に関係するミネラルです。健常人はカリウムをたくさん摂っても [　　] に排泄することができますが、腎不全状態《じんふぜんじょうたい》では腎臓からのカリウム排泄が [　　] するため、体内に [　　] されます。血清カリウム値が 5.5mEq/L 以上の場合を [　　] カリウム血症といいます。

観察のポイント　6.0mEq/L を超えると [　　] の低下や [　　　　]、[　　　] などの症状が出現し、7.0mEq/L 以上では [　　　] の危険があるため、カリウム制限が必要となります。

カリウムが多く含まれる食品

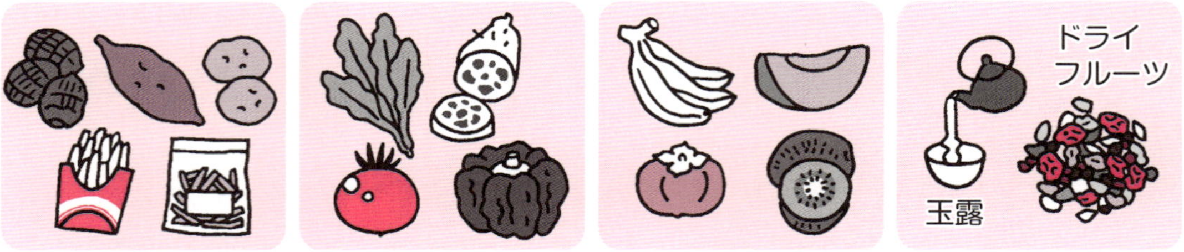

いも類　野菜類　果物類　その他

観察のポイント　食事不足や [　　] や [　　] でカリウムの排泄が増えると、[　　] カリウム血症となり、けいれん、麻痺《まひ》、不整脈《ふせいみゃく》などを起こします。

カリウムの除去

カリウムは水溶性のため、水にさらしたり、ゆでこぼしたりすることで、[　　] ～ [　　] 割程度、除去することができます。

栄養指導のポイント　電子レンジでは加熱しても減らないことに注意しましょう。

カリウムの値が高くても低くても注意しましょう。

解答や習得のコツは→別冊 p.33 へ

実践編 5 患者指導に必要な食事療法を理解する 4

4 リン・カルシウムの食事のポイント

[　　] に合う語を選んで書き込んでみよう！ インスタント食品　リン吸着薬　たんぱく質　カルシウム　加工食品　必要量　レバー　乳製品　小魚　魚卵

リンが多く含まれる食品

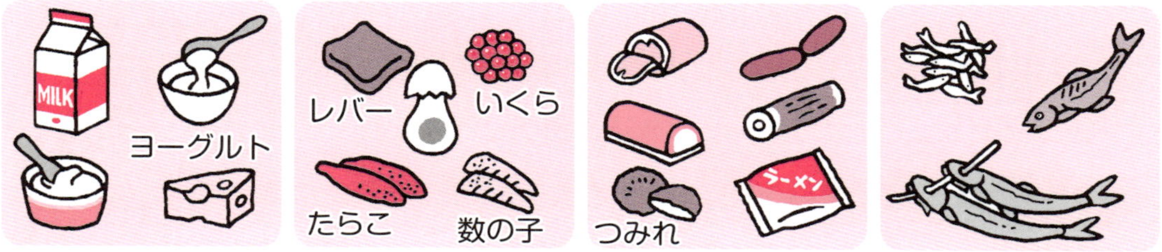

乳製品　レバー・卵類　加工製品・ねり製品　小魚・干物

リンはほとんどの食品に含まれています。リンの多い食品は、チーズ・ヨーグルトといった [　　　　]、じゃこ・ししゃもなどの [　　　]、肉の [　　　　]、いくら・数の子などの [　　　]、ハム・ちくわなどの [　　　　　　]、簡単に手軽に食べることができる [　　　　　　　　　] に多く含まれています。

とくに [　　　　　　　] の多い食品には、リンが多く含まれるため、おかずが多くなると過剰摂取につながります。リンは [　　　　　　　] と関係があるため、[　　　　　　　] が多い食品にもリンが多く含まれています。また外食は、自宅の食事よりもおかずの量が多く、リンの値も高くなりやすいです。[　　　　　　　] を内服している場合は、摂取するリンの量に合わせた [　　　　] の服用が大切です。

栄養指導のポイント　聞き取りでは普段の食事内容に変化があるかどうか確認しましょう。

解答や習得のコツは→別冊 p.34 へ

実践編 5 患者指導に必要な食事療法を理解する 5

5 調理、食べ方での減塩方法

[　　] に合う語を選んで書き込んでみよう！ デジタル計量器　新鮮な食材　香味野菜　体重増加　つける　香辛料　食材　調理　減塩　汁　油

塩分と水分の関係

塩分を多く摂ると、体内の塩分濃度が高くなることで水分が欲しくなり、たくさんの水分を摂ってしまいます。水分を摂ることで、さらに塩分が欲しくなり、[　　　　　] の原因となります。日々の食事で [　　　] を意識することは、体重増加を抑え、うまく体重管理をすることにつながります (p.57 参照)。

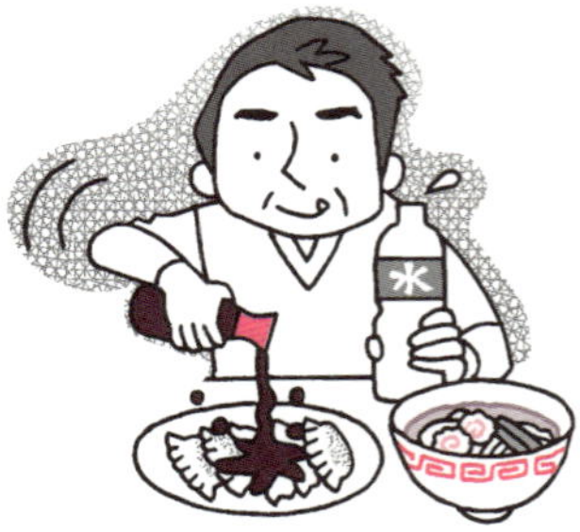

調理と食べ方の工夫

- みそ汁・うどんは麺《めん》や具《ぐ》だけ食べ、[　　　] は残す。
- 調味料の分量は、目《め》分量《ぶんりょう》ではなく、[　　　　　　　　　] を用いて量る。
- 調味料は、かけるよりも別の小皿に入れて [　　　　]。
- こしょう・わさびなどの [　　　　]、しょうが・ネギなどの [　　　　　] を取り入れる。
- 煮物《にもの》・汁物《しるもの》といった塩分・水分が多い調理方法よりも、揚《あ》げ物《もの》・炒《いた》め物《もの》などの [　　　] を使用した料理の頻度を増やす。
- 旬《しゅん》の食材や [　　　　　　] を利用し、素材の味を活かす。

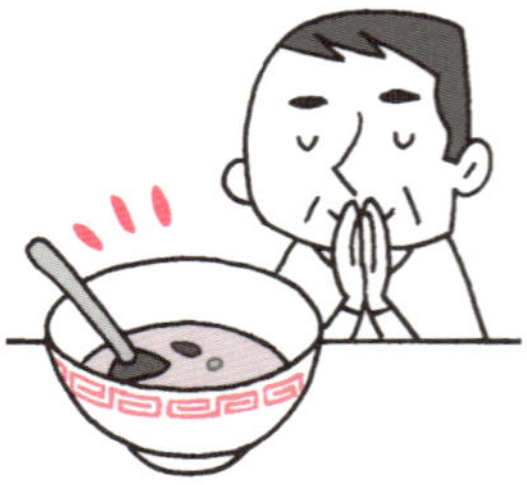

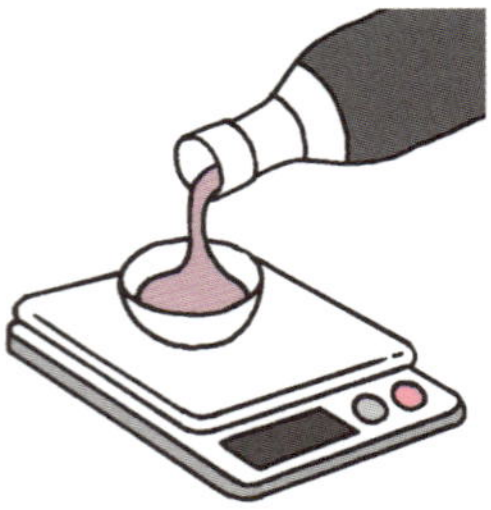

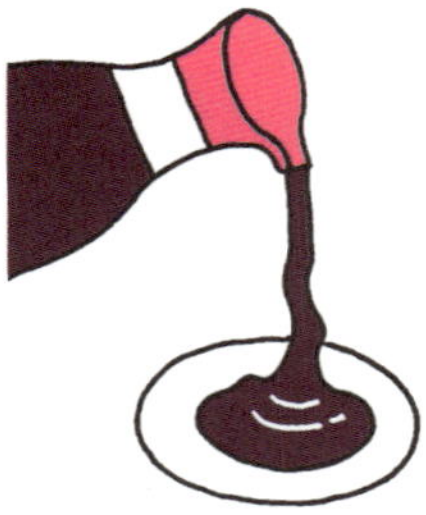

栄養指導のポイント

飲水量だけでなく、[　　　] や [　　　] に含まれる水分量も意識しましょう。

運動療法の勧め

「透析患者さんに対しての運動療法って何？」と思うかもしれませんが、透析を受けていても運動は必要なものなのです。なぜ必要かというと、透析患者さんは同年代の非透析者と比べて半分近くまで体力が落ちていて、運動をしている場合としていない場合では、運動をしていないほうが生命予後が悪くなってしまうからです

日常生活動作の評価のスコア上では、日常生活に支障がないレベルになっていても、細かく聞くと実際には休息を取りながら実施しなければならなかったり、ずいぶん時間がかかっていたりすることがあります。こういった状況からも運動の必要性がわかります。

運動をしない人にとって運動には、「大変」「つらい」というイメージがあるかと思います。しかし、必要な運動の強さは「軽度」か「ややきつい」くらいの負荷で十分なのです。運動を継続するためにもウォーキングなどの簡単な内容から勧めることが大切です。

私たちの施設ではウォーキング大会を定期的に開催し、患者さんと職員が楽しんでいっしょに運動しています。こういった活動も、運動を行ううえでよいきっかけになることでしょう

新人の頃は運動に関してわからないことも多いと思うので、医師や先輩看護師、リハビリスタッフに相談して患者さんに運動を勧めてみましょう。

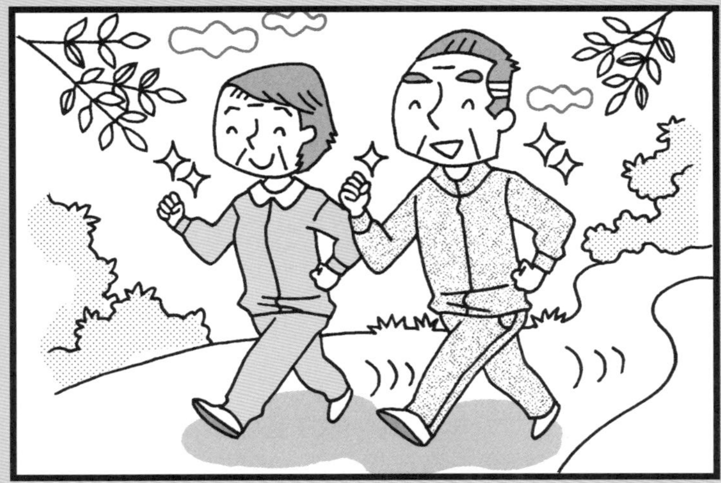

解答や習得のコツは→別冊 p.35 へ

資料編　透析室でよく使われる用語　1

1 よく使われる透析室特有の用語

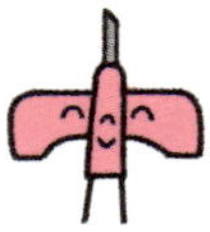

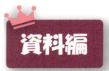

次の欧語に合う日本語を［　　］に書き込んで覚えよう！

欧　語		日本語
A active vitamin D	➡	[　　　　　　　　]
acute blood purification	➡	[　　　　　　　　]
adequacy of dialysis	➡	[　　　　　　　　]
adjusted calcium	➡	[　　　　　　　　]
airdetector	➡	[　　　　　　　　]
angiography	➡	[　　　　　　　　]
angiotensin converting enzyme inhibitor	➡	[　　　　　　　　]
anticoagulant	➡	[　　　　　　　　]
anti-neutrophil cytoplasmic antibody	➡	[　　　　　　　　]
arterial line	➡	[　　　　　　　　]
arteriovenous fistula	➡	[　　　　　　　　]
arteriovenous graft	➡	[　　　　　　　　]
automated peritoneal dialysis	➡	[　　　　　　　　]
B blood circuit	➡	[　　　　　　　　]
blood flow rate	➡	[　　　　　　　　]
blood pump	➡	[　　　　　　　　]
blood purification	➡	[　　　　　　　　]
blood return	➡	[　　　　　　　　]
bone alkaline phosphatase	➡	[　　　　　　　　]

解答は→別冊 p.35 へ

資料編　透析室でよく使われる用語　1

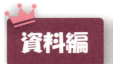

次の欧語に合う日本語を［　　］に書き込んで覚えよう！

	欧　語		日本語
C	calcium-phosphate product	➡	[　　　　]
	cardiothoracic ratio	➡	[　　　　]
	cellulose membrane	➡	[　　　　]
	central dialysis fluid delivery system	➡	[　　　　]
	coagulation	➡	[　　　　]
	complementary dialysis	➡	[　　　　]
	continuous ambulatory peritoneal dialysis	➡	[　　　　]
D	daytime ambulatory peritoneal dialysis	➡	[　　　　]
	declotting	➡	[　　　　]
	dialysate	➡	[　　　　]
	dialysate connector	➡	[　　　　]
	dialysis	➡	[　　　　]
	dialysis efficiency	➡	[　　　　]
	dialysis machine	➡	[　　　　]
	dialysis membrane	➡	[　　　　]
	dialysis time	➡	[　　　　]
	dialysis vintage	➡	[　　　　]
	diffusion	➡	[　　　　]
E	ectopic calcification	➡	[　　　　]
	edema	➡	[　　　　]
	electrolyte	➡	[　　　　]
	erythropoiesis stimulating agent	➡	[　　　　]

解答は→別冊 p.36 へ

資料編　透析室でよく使われる用語　1

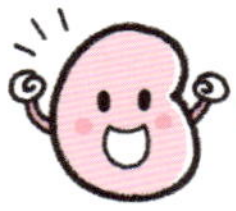

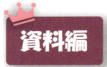

次の欧語に合う日本語を［　　］に書き込んで覚えよう！

	欧語		日本語
G	graft	➡	[　　　　　　　　]
H	home hemodialysis	➡	[　　　　　　　　]
I	individual dialysis fluid delivery system	➡	[　　　　　　　　]
L	LDL adsorption therapy	➡	[　　　　　　　　]
N	nocturnal peritoneal dialysis	➡	[　　　　　　　　]
O	osmotic pressure	➡	[　　　　　　　　]
	overhydration	➡	[　　　　　　　　]
P	peritoneal equilibration test	➡	[　　　　　　　　]
	peritoneal function	➡	[　　　　　　　　]
	peritonitis	➡	[　　　　　　　　]
	plasma exchange	➡	[　　　　　　　　]
	protein catabolic rate	➡	[　　　　　　　　]
Q	quantity of blood flow	➡	[　　　　　　　　]
	quantity of dialysate flow	➡	[　　　　　　　　]
R	renal anemia	➡	[　　　　　　　　]
	residual blood volume	➡	[　　　　　　　　]
	residual renal function	➡	[　　　　　　　　]
S	sevelamer hydrochloride	➡	[　　　　　　　　]
	subcutaneously fixed superficial artery	➡	[　　　　　　　　]
	subcutaneously fixed superficial vein	➡	[　　　　　　　　]
T	tidal peritoneal dialysis	➡	[　　　　　　　　]
U	ultrafiltration coefficient	➡	[　　　　　　　　]

先輩スタッフに聞きながら覚えるのも一つですよ。

解答や習得のコツは→別冊 p.36 へ

資料編　透析室でよく使われる用語　2

2 よく使われる透析室特有の略語

次の日本語に合う略語を［　　］に書き込んで覚えよう！

日本語	略語
A 足関節《そくかんせつ》上《じょう》腕血圧《わんけつあつ》比《ひ》	→ [　　]
活性《かっせい》化《か》凝《ぎょう》固《こ》時間《じかん》	→ [　　]
無《む》酢酸《さくさん》バイオフィルトレーション	→ [　　]
心房性《しんぼうせい》ナトリウム利尿《りにょう》ペプチド	→ [　　]
自《じ》動腹膜透析《どうふくまくとうせき》	→ [　　]
活性《かっせい》化《か》部《ぶ》分《ぶん》トロンボプラスチン時間《じかん》	→ [　　]
急性腎《きゅうせいじん》不《ふ》全《ぜん》	→ [　　]
閉塞性動《へいそくせいどう》脈《みゃく》硬《こう》化《か》症《しょう》	→ [　　]
自《じ》己《こ》血管《けっかん》使《し》用《よう》皮《ひ》下《か》動《どう》静《じょう》脈《みゃく》瘻《ろう》	→ [　　]
人工血管《じんこうけっかん》使《し》用《よう》皮《ひ》下《か》動《どう》静《じょう》脈《みゃく》瘻《ろう》	→ [　　]
B 骨型《こつがた》アルカリフォスファターゼ	→ [　　]
脳性《のうせい》ナトリウム利尿《りにょう》ペプチド	→ [　　]
血《けっ》中《ちゅう》尿《にょう》素《そ》窒《ちっ》素《そ》	→ [　　]
C 冠動脈《かんどうみゃく》バイパス術《じゅつ》	→ [　　]
連続《れんぞく》（持続《じぞく》）携行式腹膜透析《けいこうしきふくまくとうせき》	→ [　　]
クレアチニンクリアランス	→ [　　]
慢性《まんせい》糸《し》球《きゅう》体腎炎《たいじんえん》	→ [　　]

略語は ABC 順に並んでいるので、
それもヒントに考えてみよう！

略語が覚えられないときは、何の単語で構成された略語なのか考えてみましょう。

解答は→別冊 p.37 へ

資料編　透析室でよく使われる用語　2

次の日本語に合う略語を［　　］に書き込んで覚えよう！

日本語		略　語
	慢性腎臓病《まんせいじんぞうびょう》	➡ [　　]
	慢性腎臓病骨《まんせいじんぞうびょうこつ》ミネラル代謝異常《たいしゃいじょう》	➡ [　　]
	慢性腎不全《まんせいじんふぜん》	➡ [　　]
	C《シー》反応性蛋白《はんのうせいたんぱく》	➡ [　　]
	心胸比《しんきょうひ》	➡ [　　]
	手根管症候群《しゅこんかんしょうこうぐん》	➡ [　　]
E	体外限外濾過法《たいがいげんがいろかほう》／イーカム	➡ [　　]
	エリスロポエチン	➡ [　　]
	被嚢性腹膜硬化症《ひのうせいふくまくこうかしょう》	➡ [　　]
H	血液透析《けつえきとうせき》	➡ [　　]
	血液透析濾過《けつえきとうせきろか》／血液濾過透析《けつえきろかとうせき》	➡ [　　]
	血液濾過《けつえきろか》	➡ [　　]
	ヘパリン起因性血小板減少症《きいんせいけっしょうばんげんしょうしょう》	➡ [　　]
N	標準化蛋白異化率《ひょうじゅんかたんぱくいかりつ》	➡ [　　]
	腎硬化症《じんこうかしょう》	➡ [　　]
P	末梢動脈疾患《まっしょうどうみゃくしっかん》	➡ [　　]
	腹膜透析《ふくまくとうせき》	➡ [　　]
	経皮的副甲状腺上皮小体《けいひてきふくこうじょうせんじょうひしょうたい》エタノール注入療法《ちゅうにゅうりょうほう》	➡ [　　]
	腹膜平衡試験《ふくまくへいこうしけん》	➡ [　　]

略語の中には、アルファベットの読み方と実際の読み方の違うものがあるので注意しましょう。
例）「EPS」は「イーピーエス」と読みますが、「ECUM」は「イーカム」と読みます。

解答は→別冊 p.37 へ

資料編　透析室でよく使われる用語　2

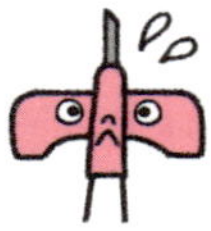

次の日本語に合う略語を［　　］に書き込んで覚えよう！

	日本語		略語
	経《けい》皮《ひ》経管的血管形成術《けいかんてきけっかんけいせいじゅつ》	➡	[　　　]
	副甲状腺《ふくこうじょうせん》ホルモン	➡	[　　　]
	副甲状腺摘出術《ふくこうじょうせんてきしゅつじゅつ》	➡	[　　　]
Q	血液流量《けつえきりゅうりょう》	➡	[　　　]
	透析液流量《とうせきえきりゅうりょう》	➡	[　　　]
	濾《ろ》過《か》速《そく》度《ど》	➡	[　　　]
R	レストレスレッグス症候群《しょうこうぐん》	➡	[　　　]
S	段階的腹膜透析導入法《だんかいてきふくまくとうせきどうにゅうほう》	➡	[　　　]
T	時《じ》間《かん》平均《へいきん》血中《けっちゅう》尿《にょう》素《そ》窒《ちっ》素《そ》	➡	[　　　　]
	膜間圧力《まくかんあつりょく》差《さ》	➡	[　　　]
	トランスフェリン飽《ほう》和《わ》度《ど》	➡	[　　　]
U	除水速《じょすいそく》度《ど》	➡	[　　　]
V	バスキュラーアクセス／血管《けっかん》アクセス	➡	[　　　]
	バスキュラーアクセスインターベンション治《ち》療《りょう》	➡	[　　　]

略語が出てくると、とまどうと思いますが、毎回調べて１つずつ覚えていきましょう！
覚えたものは使っていくと身についていくと思います。

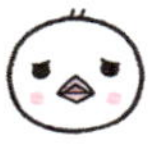

引用・参考文献一覧

【超入門編】

1）日本腎臓学会編．CKD 診療ガイド 2012．東京医学社，2012，1045．

2）松重恭一ほか．患者さんの「知りたい」に答える CKD（慢性腎臓病）のギモン 222．透析ケア／糖尿病ケア／Nutrition Care 合同臨時増刊．メディカ出版，2011，218．

3）打田和治ほか編．これを見ればすべてがわかる腎移植 2011 Q&A．東京医学社，2011，27-8．

4）久永修一．比べてわかる！腎臓のはたらきと透析のはたらき．透析ケア．14（6），2008，13．

5）前掲書 4）．33．

6）田崎春奈ほか．患者説明で困らない！どこがどう違う？血液透析と腹膜透析．透析ケア．17（6），2011，13．

7）黒川清監修．透析ケア・最新マニュアル：基本の技術と事故・トラブルを未然に防ぐ知識．改訂2版．医学芸術新社，2009．

8）陽進堂 製品のご案内．カーボスター透析剤・L．http://www.yoshindo.jp/cgi-bin/proddb/disp_detail.cgi?prod_id=544&srch_w50_id=21

【基礎編】

1）廣谷紗千子．シャントを理解するために必要な上肢の血管解剖（冊子）．ボストン・サイエンティフィックジャパン．

2）水口潤監修．やさしい血液透析．フレゼニウス メディカルケア ジャパン．

3）血液浄化機器 2013．臨牀透析．6月増刊号．日本メディカルセンター，2013，64，79，188，204-5．

4）柴田昌典．ニガテ克服の第一歩！はじめのはじめの透析機器のギモン 40．透析ケア．19（3），2013，221-72．

5）星野敏久．新人スタッフ必携！写真でわかる透析機器・物品大事典．透析ケア．15（5），2009，427-87．

6）川西秀樹ほか．血液浄化器（中空糸型）の機能分類 2013．透析会誌．46（5），2013，501-6．

7）山家敏彦編．透析療法ぜんぶマスター．透析ケア冬季増刊．メディカ出版，2013．

8）伊東稔編．透析ケア力 超強化ドリル 252．透析ケア夏季増刊．メディカ出版，2014．

9）日機装 製品情報．http://webmedical.nikkiso.co.jp/product/dialysis/index.html

【実践編】

1）松尾晴美．シャント肢の観察・消毒．透析ケア力 超強化ドリル 252．透析ケア夏季増刊．メディカ出版，2014，106．

2）菅野靖司ほか．患者説明でもう困らない！どこがどう違う？血液透析と腹膜透析．透析ケア．17(6)，2011，26-7．

3）前掲書 1）．109．

4）日本透析医学会．慢性血液透析用バスキュラーアクセスの作製および修復に関するガイドライン．2011，884．

5）久永修一．イラストだから見る診るわかる！超入門透析患者の病態生理まるわかり講座．透析ケア．19（2），2013，16．

6）大平整爾ほか編．血液透析施行時のトラブル・マニュアル：症状別・トラブル別にみた対応策．改訂第2版．日本メディカルセンター，2008．

7）平田純生．透析ナースのための服薬指導平田ゼミ．メディカ出版，2014，（透析ケア別冊 わかりやすいゼミナールシリーズ4）．

8）渡邊成ほか．生化学検査項目．Nutrition Care．7（5），2014，32．

9）日本透析医学会．2008 年版 日本透析医学会「慢性腎臓病患者における腎性貧血治療のガイドライン」．透析会誌．41（10），2008，661-716．

10）小澤潔監修．カラービジュアルで見てわかる！はじめての透析看護．メディカ出版，2013．

11）赤塚東司雄．心胸比．透析ケア．20（3），2014，50．

12）松金愛ほか．心胸比（CTR）．透析ケア．19（12），2013，47．

13）日本透析医学会．2011 年版 慢性血液透析用バスキュラーアクセスの作製および修復に関するガイドライン．透析会誌．44（9），2011，889．

14）池田潔．自己管理のコツ「透析シャント」．ジョンソン博士のやさしい医療講座：血管のお話．http://www.drjohnson.jp/shunt/index.html

15）中井洋．教えて！ナカイ先生 透析患者のからだのしくみ．メディカ出版，2008，155．

16）日本腎臓学会編．慢性腎臓病に対する食事療法基準 2014 年版．東京医学社，2014，564．

17）松永智仁．世界一受けたい授業 透析室の数字と計算．透析ケア．20（3），2014，64-6．

18）田村智子編．透析患者の食事指導．透析ケア冬季増刊．メディカ出版，2007．

19）中井洋編．保存版イラスト図解：腎臓・透析療法・透析患者の身体のすべて．透析ケア夏季増刊．メディカ出版，2012，192．

【資料編】

1）日本透析医学会学術委員会・透析医学用語集作成小委員会編．日本透析医学会透析医学用語集．日本透析医学会，2007．

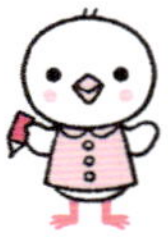

執筆者一覧

【監　修】

松岡 哲平　　医療法人社団大誠会 理事長

【著　者】（執筆順）

医療法人社団大誠会

種田 美和　　統括部人事課長
…［はじめて透析看護を学ぶあなたへ、あなたの目標を決めてチャレンジしてみよう！］

兒玉 君子　　サンシャイン M&D クリニック 外来看護師主任
…［超入門編 1、実践編 1-4、資料編 1］

小林 恭子　　松岡内科クリニック 臨床工学技士主任
…［p.11コラム、p.19コラム、実践編 1-1、実践編 1-2（p.38～ 39）、実践編 1-3（p.40～ 41）］

竹下 佳代　　サンシャイン M&D クリニック 透析室看護師主任 …［超入門編 2-1～ 6］

加藤 真也　　大垣北クリニック 臨床工学技士主任
…［超入門編 2-2（p.14）、基礎編 1・2・4］

臼井 眞也　　松岡内科クリニック 診療放射線技師主任 …［基礎編 3、実践編 4-6］

加藤 めぐみ　　元 松岡内科クリニック 透析室看護師主任
…［実践編 1-2（p.32～ 37）、実践編 1-3（p.42）、実践編 3］

井筒 美貴　　大垣北クリニック 透析室看護師主任 …［実践編 2、資料編 2］

清水 桃子　　サンシャイン M&D クリニック 歯科衛生士 …［p.51コラム］

呉羽 生枝　　有料老人ホーム楡の樹 透析室看護師主任 …［実践編 4-1・3～ 5・7］

宮内 咲　　元 有料老人ホーム楡の樹 栄養課管理栄養士 …［実践編 4-2・5］

山田 真弓　　栄養課管理栄養士主任 …［実践編 5-1～ 3］

棚橋 香予　　元 サンシャイン M&D クリニック 栄養課管理栄養士 …［実践編 5-4・5］

松本 将志　　松岡内科クリニック 理学療法士主任 …［p.71コラム］

透析室《とうせきしつ》ナース１年生《ねんせい》 自分《じぶん》でつくれるはじめての看護《かんご》ノート

2015年２月15日発行　第１版第１刷
2020年２月10日発行　第１版第５刷

監　修　松岡《まつおか》 哲平《てっぺい》
発行者　長谷川 素美
発行所　株式会社メディカ出版
〒532-8588
大阪市淀川区宮原３－４－30
ニッセイ新大阪ビル16F
https://www.medica.co.jp/
編集担当　西岡和江／下村美貴
装　幀　森本良成
本文ｲﾗｽﾄ　八代映子／くどうのぞみ
印刷・製本　株式会社シナノ パブリッシング プレス

ISBN978-4-8404-5330-1

Printed and bound in Japan

当社出版物に関する各種お問い合わせ先（受付時間：平日９：00～17：00）
●編集内容については、編集局 06-6398-5048
●ご注文・不良品（乱丁・落丁）については、お客様センター 0120-276-591
●付属の CD-ROM、DVD、ダウンロードの動作不具合などについては、デジタル助っ人サービス 0120-276-592

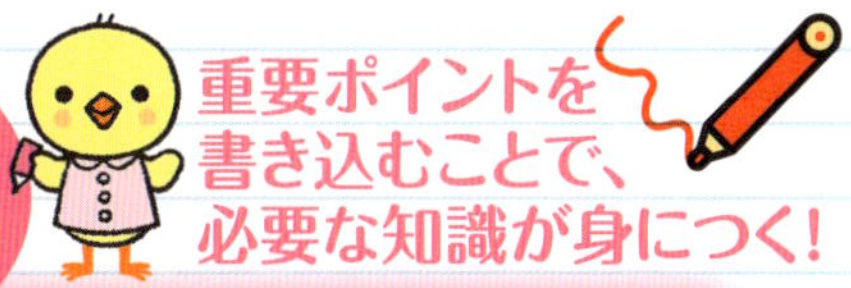

透析室 ナース1年生

重要ポイントを
書き込むことで、
必要な知識が身につく！

自分でつくれる はじめての看護ノート

解答編

MC メディカ出版

ここから取り外して使えます

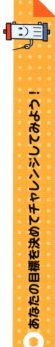

あなたの目標を決めてチャレンジしてみよう！

透析看護の対象は、腎臓に障害をもつ患者であり、透析治療は長期的かつ連続的に、終生続ける必要があります。そのため、透析看護師には透析技術実践能力と透析看護技術能力の習得が必要です。まずは、透析機器、投与薬剤、患者の言動や先輩スタッフの動きを観察しましょう。そして観察から見えてくる疑問について考え、学習していきましょう。

あなたの考えた半年間の目標を書き込んでみましょう！

●1カ月目

- 患者さんの名前を覚えることができる。
- 透析業務の流れを理解することができる。
- 透析についての基礎知識を学習し、透析機器の操作が学習できる。
- 行われている治療や処置内容を理解することができる。

透析業務の流れや、実際に行われている治療とケアの内容を理解しましょう。

●3カ月目

- 透析中の異常が発見できる。
- 透析業務の全般が学習できる。
- 透析中の合併症が理解できる。
- リーダー業務の内容を理解し、先輩看護師とともに実践することができる。

透析中には何が起こるのか？ 患者さんの状態を観察してみましょう。透析による身体への影響や合併症を理解しましょう。

●6カ月目

- 透析看護師として自信をもって看護師業務を実践することができる。
- 穿刺トラブルへの対応ができる。
- 日常生活援助のポイントが理解できる。

安全な透析ができているのか、実践してきた内容を振り返り、不十分な点は復習を含め、先輩看護師に確認して理解しましょう。

別冊のページ 1

習得のコツを示しました

超入門編 1 治療法選択 1

習得のコツ 血液透析、腹膜透析、腎臓移植それぞれの特徴を理解しましょう。

1 血液透析《けつえきとうせき》

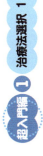

[　] に合う語を選んで書き込んでみよう！ アルブミン尿　糸球体濾過量　情報提供　血液透析　腹膜透析　腎臓移植　腎障害　蛋白尿　老廃物　CKD

各療法の特徴

私たちは飲食により生命維持に必要な栄養素を摂取し、体内で利用したあと［老廃物《ろうはいぶつ》］として体外へ排出する工程を繰り返しながら生きています。腎臓の働きが健康な人の60%以下に低下するか、腎障害の所見が3カ月以上続く状態を慢性腎臓病《まんせいじんぞうびょう》（［CKD《シーケーディー》］）といい、これらが進行した状態を末期腎不全《まっきじんふぜん》といいます。末期腎不全の治療法には、水・電解質《でんかいしつ》および老廃物を除去する手段である透析療法と、別の腎臓を移植する［腎臓移植］があります。また、透析療法には［血液透析］と［腹膜透析《ふくまくとうせき》］があります。

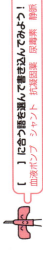

看護のポイント

療法選択《りょうほうせんたく》のときに、患者さんは医師から各療法の説明を受けます。看護師はわかりやすい言葉で患者さんに［情報提供］をすることで、患者自身が理解したうえで治療を受け入れることができるように、選択の手助けをする必要があります。

CKD の定義[1)]

①尿異常、画像診断、血液、病理で［腎障害《じんしょうがい》］の存在が明らか、とくに 0.15g/gCr以上の［蛋白尿《たんぱくにょう》］（30mg/gCr以上の［アルブミン尿］）の存在が重要

②［糸球体濾過量《しきゅうたいろかりょう》］（GFR）< 60mL/ 分 /1.73m^2

①・②のいずれか、または両方が3カ月以上持続する。

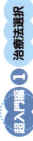

超入門編 1 治療法選択 1

習得のコツ 血液透析のおおまかな流れをつかみましょう。

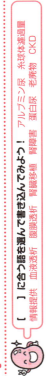

[　] に合う語を選んで書き込んでみよう！ ダイアライザ　バスキュラー　血液ポンプ　シャント　抗凝固薬　尿毒素　静脈　動脈　血液　水分

血液透析《けつえきとうせき》（HD《エイチディー》）

血液透析は、［血液］を体外で循環させて人工腎臓《じんこうじんぞう》を使って余分な［水分］や［尿毒素《にょうどくそ》］を除去して、体に戻す療法です。通常の採血に使用する［静脈］では勢いが足りないため、動脈と静脈をつなぐ手術をして［シャント］（［バスキュラー］アクセス）とよばれる血管を作製します。そこに針を2本刺し、1本は血液を体外に取り出すのに使用し、もう1本は［ダイアライザ］という人工腎臓内を通過して浄化した血液を再び体内に戻すために使用します。

血液透析における血液の流れ[2)]

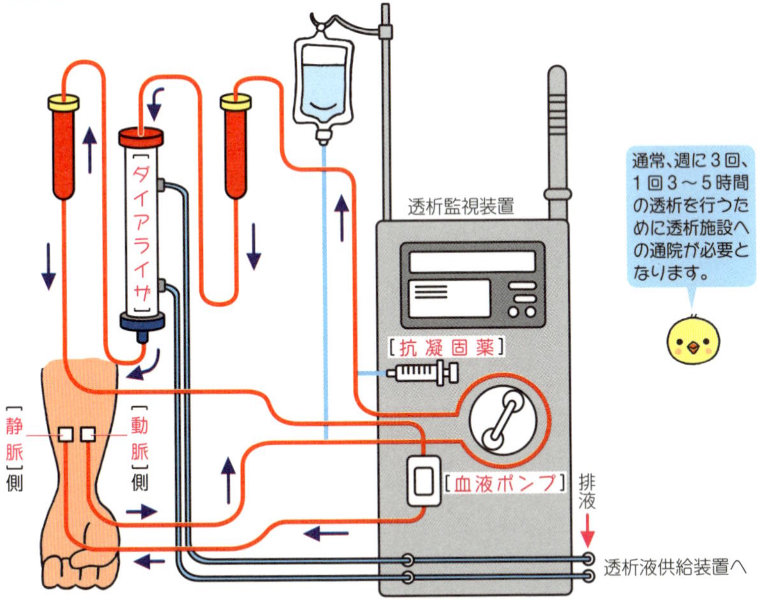

習得のコツ 血液透析以外の透析療法について理解しましょう。

[　　] に合う語を選んで書き込んでみよう！ 血液濾過　限外濾過　老廃物　血液　濾過　水分　除水　on　off　大　中　小　前　後

血液濾過《けつえきろか》(HF《エイチエフ》)

透析液を使用せず、[血 液 濾 過] フィルターを用いて、[血 液] 側から [濾 過] 側に圧力を加えて、不要な [水 分] や [老 廃 物] を含む濾液《ろえき》を捨てて、再吸収の代わりに補充液《ほじゅうえき》としてポンプで血液に戻す方法です。[前] 希釈方式《きしゃくほうしき》と [後] 希釈方式があります。血《けつ》液透析《えきとうせき》(HD《エイチディー》) は [小] 分子量物質《ぶんしりょうぶっしつ》の除去に、HF は [中] ～ [大] 分子量物質の除去に優れています。

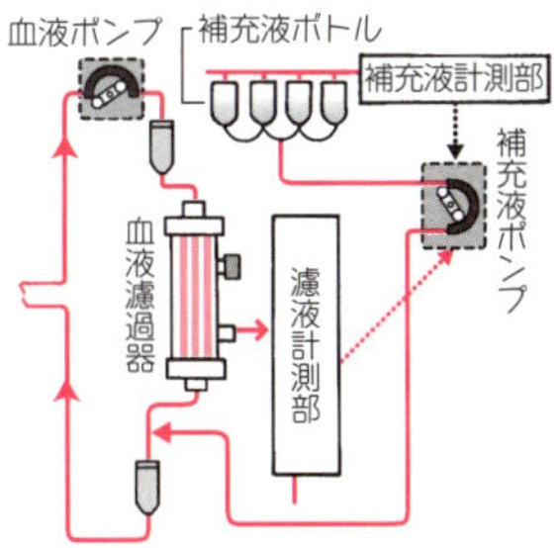

血液透析濾過《けつえきとうせきろか》(HDF《エイチディーエフ》)

HD と HF を同時に実施する方法です。

補充液バッグを使用する一般的な方法です。

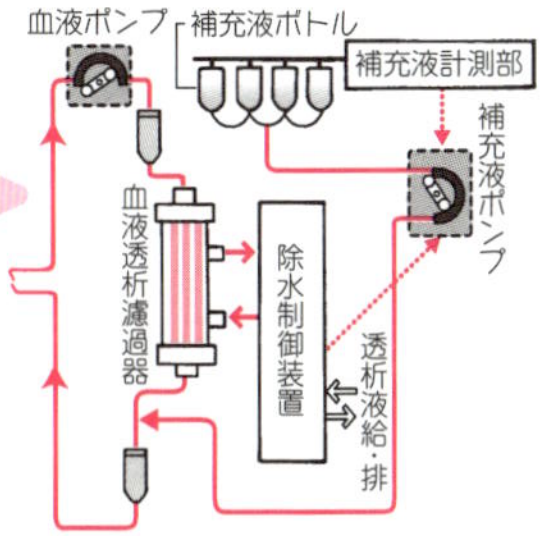

[o f f] - line HDF

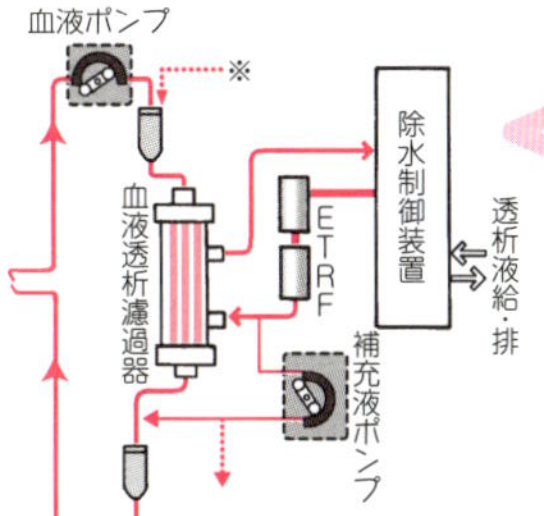

※前希釈の場合は動脈側チャンバーへ

[o n] - line HDF

補充液バッグを使用せずに、高度に洗浄化された透析液を使用する方法です。

体外限外濾過法《たいがいげんがいろか》(ECUM《イーカム》)

HD も HF も行わず、[限 外 濾 過] フィルターから水分だけを除去する方法です。速やかに [除 水] だけ行いたい場合に有効です。うっ血性心不全などにより通常の透析のみではまかなえない場合や、血圧低下などにより十分な除水ができない場合などに行われます。

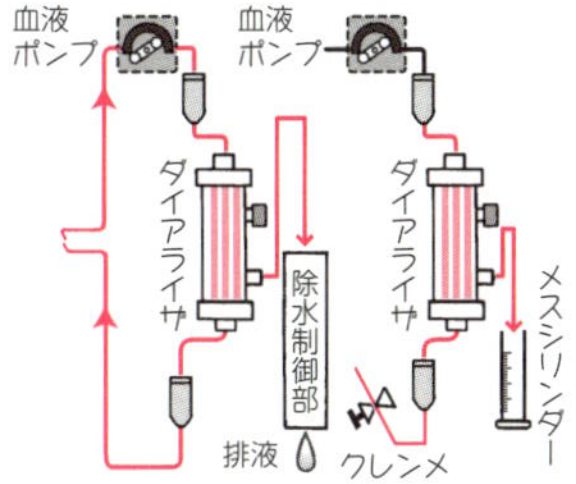

習得のコツ 腹膜透析についての大まかな特徴をつかみましょう。

2 腹膜透析《ふくまくとうせき》

[　　] に合う語を選んで書き込んでみよう！ ダグラス窩　尿毒素　浸透圧　出口部　透析液　外部　内部　拡散　腹膜　腹腔　水分　毛細血管

腹膜透析のしくみ

お腹の中には、腹膜という臓器を覆っている広い膜組織《まくそしき》があります。この膜に覆われている空間を [腹 腔《ふくくう》] といいます。腹腔内に透析液を入れて一定時間貯留《ちょりゅう》すると、腹膜を介して血中の [尿 毒 素《にょうどくそ》] や [水 分] を透析液側に移動させることができます。十分に移動した時点で透析液を体外に取り出すことによって、血液浄化《けつえきじょうか》が行われます。血液と [浸 透 圧《しんとうあつ》] の差がある透析液を注入することにより、血液中にある過剰な水分を透析液側に移動させて取り除くことができるのです。老廃物《ろうはいぶつ》は濃いほうから薄いほうに [拡 散《かくさん》] する性質があるため、血液から透析液側に移動します。このように、[浸 透 圧] と [拡 散] という原理を利用して腹膜透析ができるのです。

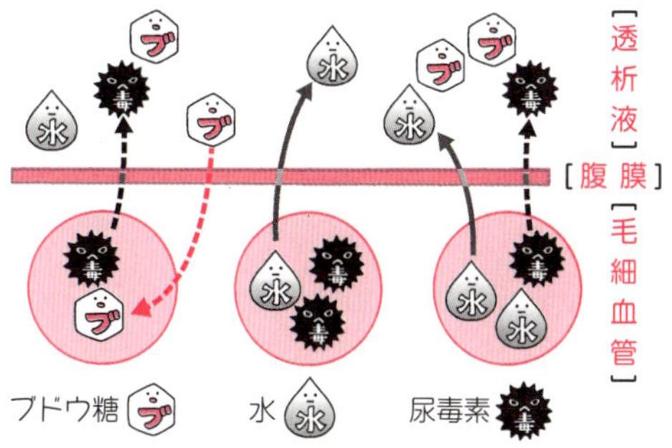

カテーテル留置

腹膜透析にはカテーテルを腹部に留置する手術が必要です。[出 口 部《でぐちぶ(しゅっこうぶ)》] の位置は患者自身が処置を行いやすい場所を選びます。

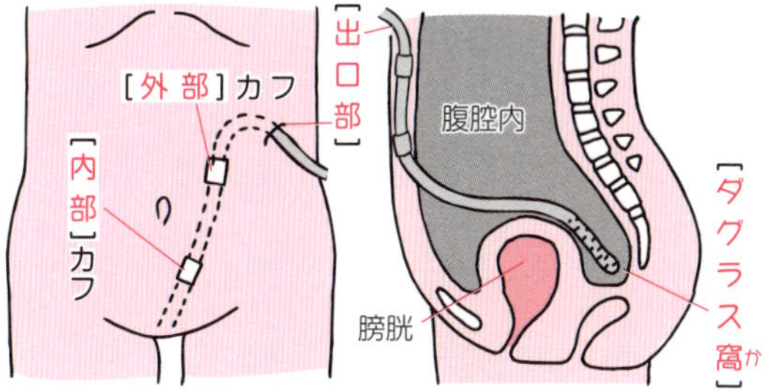

カフの位置と出口部の位置

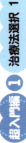

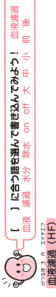

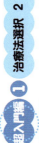

超入門編 1 治療法選択 3

習得のコツ 生体腎移植と献腎移植の違いを理解しましょう。

3 腎臓《じんぞう》移《い》植《しょく》

［　　］に合う語を選んで書き込んでみよう！ レシピエント　生体腎移植　献腎移植　心停止後　ドナー　生着率　自発的　脳死下

生体腎移植《せいたいじんいしょく》と献腎移植《けんじんいしょく》の違い

腎移植には、健康な人から臓器提供を受ける［生体腎移植］と亡くなった人から臓器提供を受ける［献腎移植］があります[3)]。腎臓を提供される人を［レシピエント］、腎臓を提供する人を［ドナー］といいます。

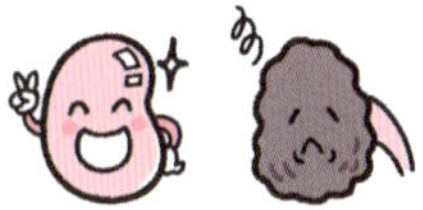

献腎移植のポイント（レシピエント候補者の優先順位）

各項目〔所在地（同一県内優先）、組織適合性（HLA 抗原に含まれる白血球抗原）、待機日数（長期間優先）、小児（20 歳未満優先）〕について計算し、合計ポイントが高い順に候補者に選ばれます。

生体腎移植

ドナーの提供《ていきょう》意思《いし》が［自発的《じはつてき》］で、臓器提供後も健康な状態を維持できることが必須条件です。それらの条件を満たしたうえで、生体腎移植は行われます[3)]。腎摘出《じんてきしゅつ》から移植までの阻血時間《そけつじかん》が短いため、移植腎《いしょくじん》の［生着率《せいちゃくりつ》］は献腎移植と比べて良好です。

献腎移植

献腎移植は、［心停止後《しんていしご》］または［脳死下《のうしか》］による臓器提供の 2 通りで、［ドナー］が極めて少ないのが現状です。移植希望の登録を行い腎提供があった場合、上記の合計ポイントが高い順にレシピエント候補に選定されます。

献腎移植の平均待機年数は約 15 年と、なかなか移植の機会には恵まれないのが実情です。

献腎移植手術を長い期間待ち続けている、患者さんの気持ちを考えてみましょう。

習得のコツ 透析治療を学ぶ前に、まずは解剖から覚えましょう。

1 腎臓の構造と働き

［　　］に合う語を選んで書き込んでみよう！ ボウマン嚢　ネフロン　前腹膜腔　後腹膜腔　腎動脈　腎静脈　腎小体　糸球体　尿細管　再吸収　尿管　原尿　腎門　120　150　1.2　1.5

腎臓（尿生成《にょうせいせい》）の仕組み[4]

腎臓は、［後腹膜腔《こうふくまくくう》］にあり、左右に1個ずつあります。腎臓のへこんだ部分を［腎門《じんもん》］といい、腹部大動脈《ふくぶだいどうみゃく》から枝分かれした［腎動脈《じんどうみゃく》］から大量の血液が腎臓内に送り込まれ、［腎静脈《じんじょうみゃく》］から下大静脈《かだいじょうみゃく》に戻る仕組みになっています。腎動脈から腎臓に流れ込んだ血液は［糸球体《しきゅうたい》］に入り、ここで濾過《ろか》されます。糸球体は［ボウマン嚢《のう》］とよばれる袋に包まれており、尿は［ボウマン嚢］から尿細管を通って腎盂《じんう》へ送られ、血液は［糸球体］から腎静脈に送られます。腎臓の最小単位は［ネフロン］とよばれ、糸球体とボウマン嚢からなる［腎小体《じんしょうたい》］、それに連なる［尿細管《にょうさいかん》］（近位《きんい》尿細管《にょうさいかん》、ヘンレ係蹄《けいてい》、遠位《えんい》尿細管《にょうさいかん》）、それらを取り巻く血管系で構成されています。糸球体によって限外濾過《げんがいろか》された尿は［原尿《げんにょう》］とよばれ、尿細管を通過する過程で［再吸収］・分泌が行われます。

腎臓の大きさは1個あたり約［１２０］～［１５０］g程度あります。

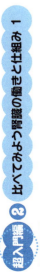

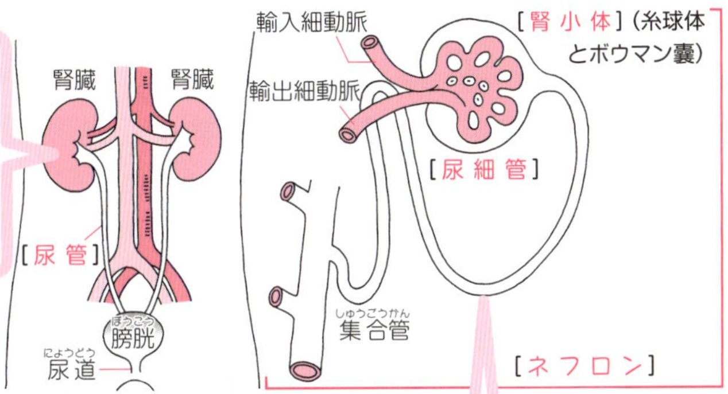

腎臓（尿生成）の仕組み[4]より改変

原尿は1日に約［１２０］～［１５０］L生成されます。再吸収・分泌が行われた最終尿は、［１．２］～［１．５］L/日となり排尿されます。

習得のコツ 透析液には何が含まれているのか知っておく必要があります。

2 透析の原理と働き

［　　］に合う語を選んで書き込んでみよう！ 重炭酸イオン　半透膜　電解質　透析液　老廃物　血液　圧力　陰圧　陽圧　除水　高い　低い

透析の原理①（拡散《かくさん》）

半透膜《はんとうまく》を介して血液と透析液が接することにより、血液中の尿毒素《にょうどくそ》や余分な水分を透析液に移動させ、不足している物質を補う治療が透析です。拡散は、濃度の異なる溶液が混じり合って均一になろうとする現象です。透析では半透膜（ダイアライザまたは腹膜）を介して血液と透析液が接しており、膜の細孔《さいこう》を通過できる物質は、濃度の［高い］ほうから［低い］ほうへ移動します。拡散の効果を最大限に生かせるように、血液と透析液は、逆向きの向流《こうりゅう》になるように流入させます。

透析では、濃度の［高い］血液中のクレアチニン、尿素窒素《にょうそちっそ》、カリウム、尿毒素などが透《と》析膜《せきまく》を介して［透析液］に移動します。逆に透析液に多く含まれる［重炭酸《じゅうたんさん》イオン］は透析液から［血液］に補われます。

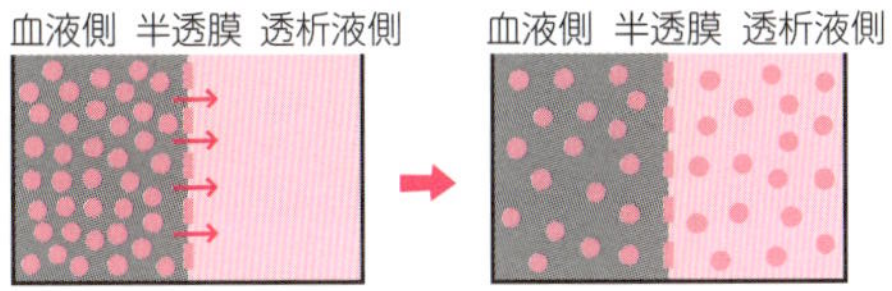

透析の原理②（限外濾過《げんがいろか》）

限外濾過は、機械的に膜の両側に［圧力］をかけ、血液中の水分を透析液に移動させる方法です。透析では血液側の圧力を高くする［陽圧《ようあつ》］と透析液側の圧を高くする［陰圧《いんあつ》］があり、血液側と透析液側の間に圧力差が生じて、［血液］側から［透析液］側に水分が移動します。この方法により［除水《じょすい》］が行われ、水分以外にも孔《あな》を通り抜けることができる［電解質《でんかいしつ》］などもいっしょに透析液側に出てきます。

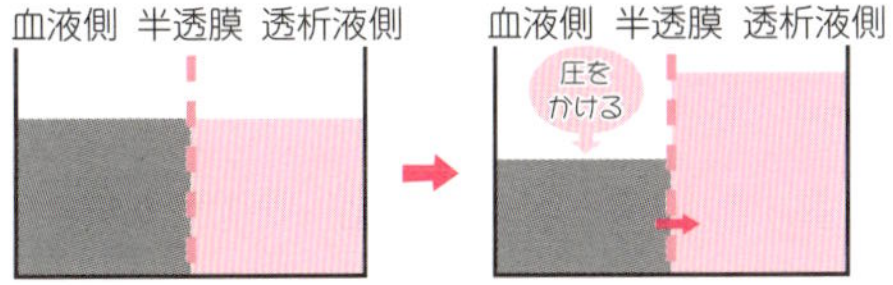

ダイアライザ

血液透析は、ダイアライザの［半透膜］を介して物質交換《ぶっしつこうかん》を行います。血液中の［老廃物《ろうはいぶつ》］を透析液中に移行し、透析液中から血液中に［電解質］の補充を行います。

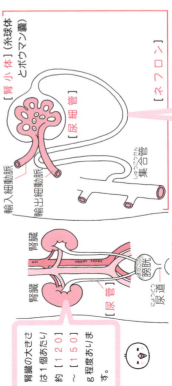

習得のコツ ダイアライザは重さでウエットタイプかドライタイプかがわかります。

[　　]に合う語を選んで書き込んでみよう！ マグネシウム　ハウジング　カリウム　モイスト　ウエット　中空糸　重炭酸　電解質　老廃物　動脈側　静脈側　ドライ

ダイアライザの構造

形状には中空糸型《ちゅうくうしがた》と積層型《せきそうがた》があります。中空糸型は、ハウジング（プラスチック製の円筒《えんとう》）の中に極細繊維の［中 空 糸］が約 8,000 ～ 10,000 本束ねられています。滅菌水《めっきんすい》が充填《じゅうてん》されている［ウ エ ッ ト］タイプ、充填液が含まれていない［ド ラ イ］タイプ、中空糸内のみ充填された［モ イ ス ト］タイプの 3 種類があります。

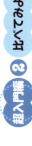

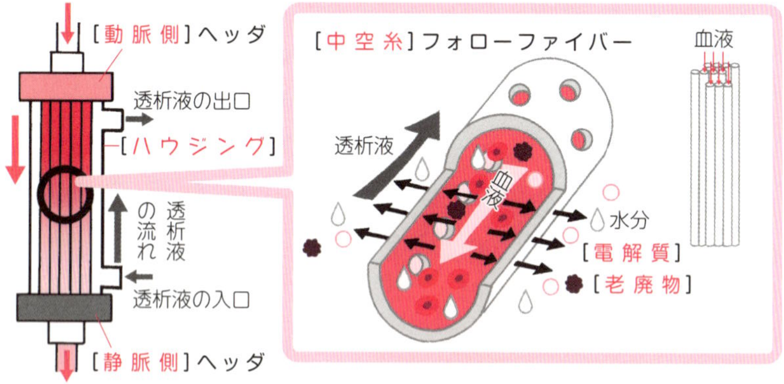

透析液

液タイプと粉末タイプがあります。含まれている電解質の組成は、メーカーごとに異なりますが、A 原液にはナトリウム、［マ グ ネ シ ウ ム］、カルシウム、［カ リ ウ ム］、クロール、ブドウ糖、B 原液には［重 炭 酸《じゅうたんさん》］の電解質が含まれています。

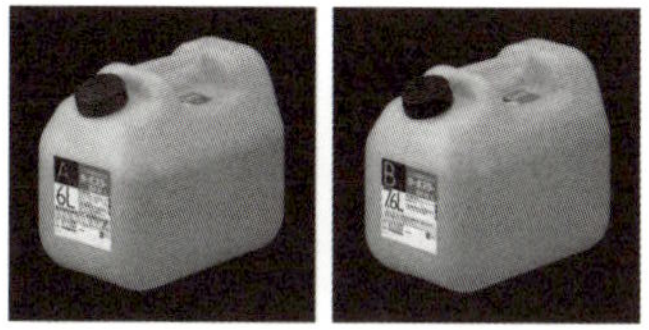

pH 調整剤として酢酸《さくさん》が使用されていましたが、近年は無酢酸透析液も販売されており、酢酸の代わりにクエン酸が pH 調整剤として使用されています。

習得のコツ 尿毒素には何があるか調べておきましょう。

3 老廃物を排泄する

[　　]に合う正しい語を選んで書き込んでみよう！ クレアチニン　たんぱく質　有害物質　電解質　重金属　再吸収　再排泄　尿細管　糸球体　薬剤　水分　吸収　蓄積　毒素

老廃物《ろうはいぶつ》の排泄

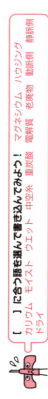

腎臓は、血液を濾過して体に不要な老廃物や［毒 素《どくそ》］、［水 分］や塩分を体の外に尿として排泄します。腎臓が正常に働いていると、体に不要な老廃物と毒素は排出され、必要な成分や水分は体内に［再 吸 収］されます。しかし、腎不全になると［糸 球 体《しきゅうたい》］でうまく濾過できなくなり、老廃物や毒素が体内に［蓄 積《ちくせき》］されてしまい、また必要な物質も［再 吸 収］されることなく体外へ排出されてしまいます。

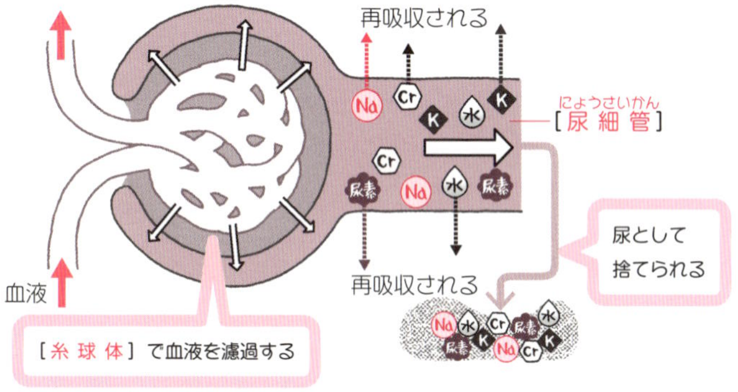

腎臓の働き

観察のポイント

尿量が減少すると、尿毒素、不要［重 金 属］、［薬 剤］、［有 害 物 質］などが排泄できない状態になります。おもに骨格筋でクレアチンから［ク レ ア チ ニ ン］が生成され、この産生量は総筋肉量に比例します。［ク レ ア チ ニ ン］濃度が上昇するということは透析量が不十分といえるため、十分な透析量を確保する必要があります。

習得のコツ 尿中の水素イオン排泄と呼気中の二酸化炭素排出を理解しましょう。

4 血液の酸塩基平衡《さんえんきへいこう》を調整する

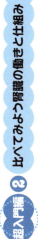

［　　］に合う正しい語を選んで書き込んでみよう！　弱アルカリ性　水素イオン　二酸化炭素　たんぱく質　アルカリ化　過呼吸　弱酸性　酸性化　透析　酸素　酸性　栄養

血液の酸塩基平衡

血液の酸塩基平衡はpH《ペーハー》が7.4で、［弱《じゃく》アルカリ性］に保たれています。これは生体の緩衝系《かんしょうけい》の働きで、おもに重炭酸系《じゅうたんさんけい》と非重炭酸系に分かれます。重炭酸系は肺と腎臓が大きな役割をしています。肺は［二酸化炭素］を排泄し、腎臓は［水素イオン］を排泄することで血液の［酸性化《さんせいか》］を防いでいます。腎臓の障害により水素イオンが排泄されないと、血液が酸性に傾き代謝性《たいしゃせい》アシドーシスになります。

腎不全では血液が［酸性］に傾くため、［過呼吸《かこきゅう》］になります。

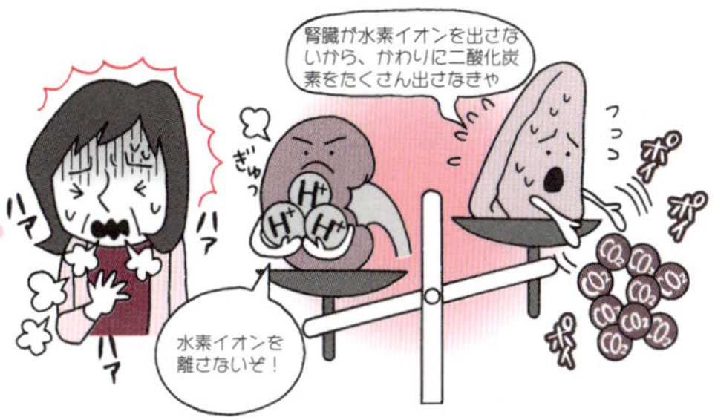
腎臓が水素イオンを出させないから、かわりに二酸化炭素をたくさん出さなきゃ
水素イオンを離さないぞ！
ハァ
ハァ
ハァ
ハァ
ぎゅっ
ポ
ポ
ポ

血液の酸塩基平衡が崩れている状態[5]より改変

観察のポイント　透析液の中には緩衝剤《かんしょうざい》が含まれており、それらが拡散《かくさん》することにより、弱アルカリ性に血液が保たれています。代謝性アシドーシスの原因には、［透析］不足、下痢、［栄養］不良、［たんぱく質］の摂り過ぎがあります。

習得のコツ 基本的な病態を理解し、貧血になる原因を調べてみましょう。

5 血液をつくる働きを助ける

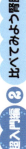

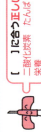

［　　］に合う正しい語を選んで書き込んでみよう！　フェリチン　糖蛋白　腎性貧血　赤血球　白血球　血清鉄　骨髄　腎臓　貧血

エリスロポエチンの分泌と腎性貧血《じんせいひんけつ》

腎不全では、造血ホルモンであるエリスロポエチン（EPO《エポ》）が産生されず、［骨髄《こつずい》］への造血刺激《ぞうけつしげき》がなくなり［貧血］を引き起こします。これを［腎性貧血］といいます。EPOは［糖蛋白《とうたんぱく》］であり、糖鎖《とうさ》（単糖が鎖のようにつながってできている物質）が多いほど半減期が長くなります。腎臓より適切なEPO分泌が行われると、EPOが骨髄造血細胞《こつずいぞうけつさいぼう》を刺激し、［赤血球］がつくられます。

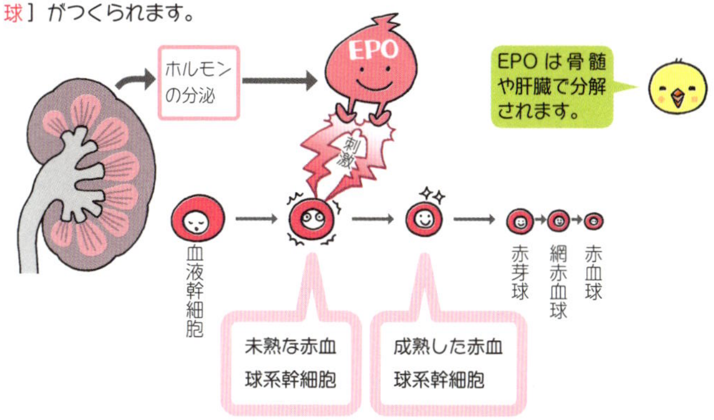

観察のポイント　腎性貧血は進行するまで無症状《むしょうじょう》であり、ESA《イーエスエー》製剤（p.49参照）で改善します。また、鉄不足が原因となる場合があるので、［血清鉄《けっせいてつ》］や［フェリチン］などを測定し、適切に鉄剤を投与する必要があります。なお、貧血には腎性貧血以外の原因もあるので注意しましょう。

習得のコツ 副甲状腺の働きと骨代謝、正常時と異常時の血圧調整機能を理解しましょう。

6 活性型ビタミンDの働き／血圧の調整

[　　] に合う正しい語を選んで書き込んでみよう！ 二次性甲状腺機能亢進症　二次性副甲状腺機能亢進症　甲状腺ホルモン　副甲状腺ホルモン　ナトリウム　カルシウム　ビタミンD　腎不全　高血圧　低血圧　無症状　大腸　小腸　肝臓　骨折　尿中　上昇　低下　リン　水分量

ビタミンDの働き

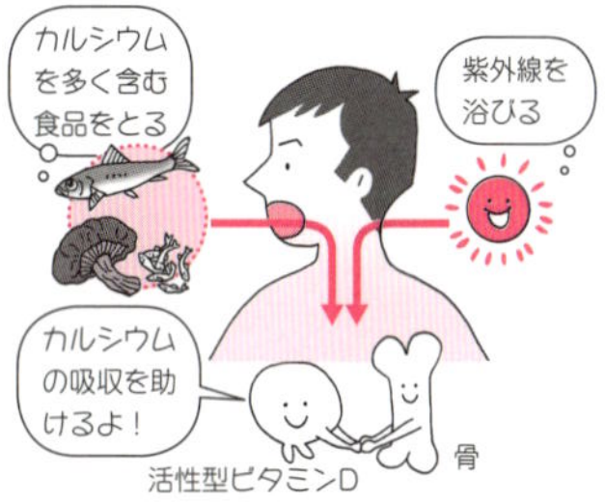

食事から得たカルシウムを［小腸《しょうちょう》］で吸収し、骨に沈着させるためには、ビタミンDを活性化させた活性型ビタミンDが不可欠となります。活性型ビタミンDは、血液中の［カルシウム］濃度の調節にも関係します。腎臓は、［肝臓］で変化したビタミンDを活性化させる機能をもちますが、腎不全になると活性化されずにカルシウムの吸収が阻害《そがい》されて骨がもろくなり、初期は［無症状］で進行すると［骨折］しやすくなります。活性型ビタミンDの低下や低［カルシウム］血症は、［副甲状腺《ふくこうじょうせん》ホルモン］の分泌を促し、［二次性副甲状腺機能亢進症《にじせいふくこうじょうせんきのうこうしんしょう》］を引き起こします。

観察のポイント 血中［カルシウム］・［リン］濃度を確認し、注意することが重要です。［腎不全］では、活性型ビタミン D_3 製剤が必要です。

血圧の調整

腎臓の糸球体《しきゅうたい》のわきにある傍糸球体細胞《ぼうしきゅうたいさいぼう》から、レニンというホルモンが分泌されます。レニンは血管を収縮させて血圧を［上昇］させる働きがあり、血圧が低下すると尿細管《にょうさいかん》で［ナトリウム］の再吸収を促し、［水分量］を増やして血圧を［上昇］させます。腎臓が正常に働いていると、食塩を摂取しても水分とともに［尿中］に排泄され、血圧が適切に保たれます。腎不全になるとレニンが過剰に分泌されて、［高血圧］になります。

看護のポイント
適切なドライウエイトを設定したり、血圧を測定し記録する習慣をつけたりするよう患者さんに促すことが重要です。

習得のコツ 実際の装置は複雑なので、フローチャートで覚えると理解しやすいです。

1 水処理装置《みずしょりそうち》／透析液溶解装置／透析液供給装置

［　　］に合う語を選んで書き込んでみよう！ RO　軟水　プレフィルター　陽　塩素　紫外線殺菌灯　軟水装置　活性炭フィルター　逆浸透（RO）装置　UF フィルター　RO タンク

水処理装置　透析用水中の不純物が透析膜を介して体内に入ると有害作用を生じることがあるため、水処理工程で高度清浄化する必要があります。

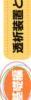

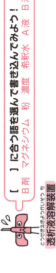

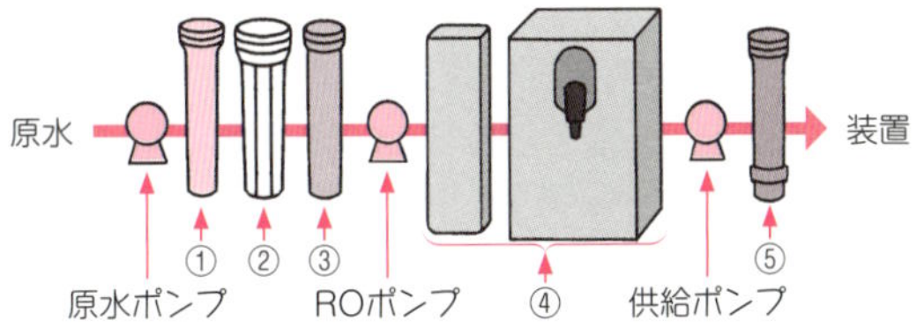

① ［プレフィルター］：原水《げんすい》である水道水や地下水に含まれる、ゴミや鉄さびなどの固形《こけい》微粒子《びりゅうし》を除去します。

② ［軟水装置《なんすいそうち》］：カルシウム、マグネシウム、アルミニウムなどの［　陽　］イオンを除去し［軟水］にします。

③ ［活性炭《かっせいたん》フィルター］：残留塩素《ざんりゅうえんそ》、クロラミンなどを除去します。［塩素］が除去されることで、細菌は増殖されやすくなるため、逆浸透《ぎゃくしんとう》（RO《アールオー》）装置の前の段階で処理されます。

④ ［逆浸透（RO）装置　］：水以外の不純物は透過しない［RO］膜で溶解イオン、有機物、バクテリア、パイロジェンなどを治療上ほぼ影響のないレベルまで除去します。処理された水は、［RO タンク］内に一時的に貯留《ちょりゅう》し、［紫外線殺菌灯］で殺菌を行い管理します。

⑤ ［UF《ユーエフ》フィルター］：装置内で生成された高純度処理水からエンドトキシンなどを除去するために設置されます。

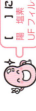

塩素が序盤で除去されてしまうと菌が繁殖しやすい環境となるため、工程の順序に意味があります。

習得のコツ 施設により装置なども異なります。A 剤と B 剤の入れ間違いには注意が必要です。

［　　］に合う語を選んで書き込んでみよう！ 重炭酸　液　A 剤　カルシウム　B 剤　マグネシウム　粉　濃度　希釈水　A 液　B 液

透析液溶解装置《とうせきえきようかいそうち》

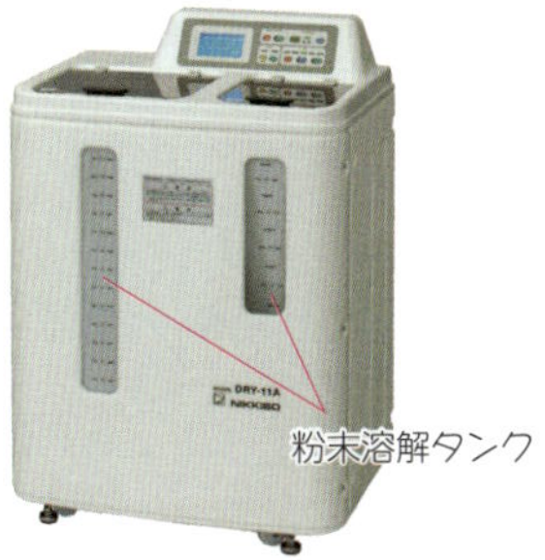

透析液は、［A 剤］、［B 剤］の 2 種類があります。それぞれに、液剤、粉剤が製品として販売されています。個人用透析監視装置には A、B ともに［　液　］剤が使用されますが、作業の軽減や物品管理場所などの点から、多人数用透析液供給装置には、A、B ともに［　粉　］剤が使用されるようになってきました。

A 剤と B 剤に分けてあるのは、同剤にすると［重炭酸《じゅうたんさん》］と［カルシウム］や［マグネシウム］が炭酸塩《たんさんえん》を形成して沈殿《ちんでん》しやすくなってしまうからです。

多人数用透析液供給装置

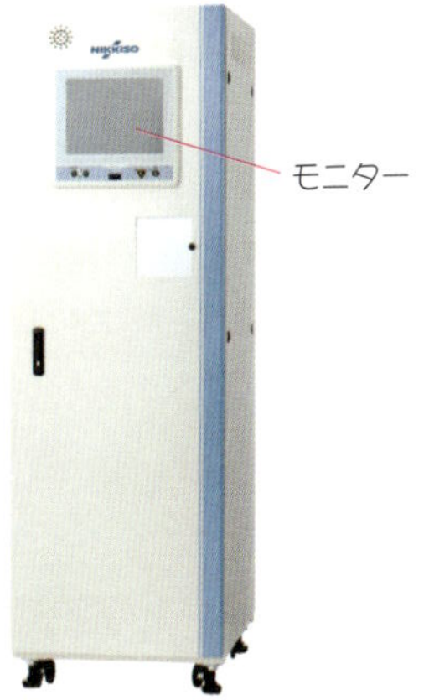

溶解装置で精製《せいせい》された原液を供給し透析液を作製するための装置です。多人数に同一［濃度］の透析液を供給することができるシステムです。

［A 液］：［B 液］：［希釈水《きしゃくすい》］を 1：1.26：32.74 などの比率で希釈混合し、透析液を精製し濃度管理を行います。同一濃度供給のため、患者ごとの病態に合わせた処方透析はできませんが、濃度管理などスタッフ側の労力は大幅に削減できます。

治療終了後には、供給装置を通し、同時に薬液洗浄を行うことができます。

習得のコツ 個人用装置は、注入ラインや薬液ボトルなど多人数用とは異なる箇所があります。

2 透析用監視装置（個人用＆多人数用）

[　　] に合う語を選んで書き込んでみよう！ 薬液ボトル　B 原液　RO 水　処方透析　A 原液　原液注入ライン

個人用透析監視装置《こじんようとうせきかんしそうち》

個人用透析監視装置は、透析室以外、患者搬送の困難な ICU や病棟、在宅血液透析時に、ベッドサイドに装置を設置し使用します。透析液作製機構が個々の装置にあるため、単独運転が可能で、患者個々の病態に合わせた［処方透析《しょほうとうせき》］が行えます。透析液の精製《せいせい》のため、装置ごとに［RO 水］、［A 原液］、［B 原液］が必要となります。

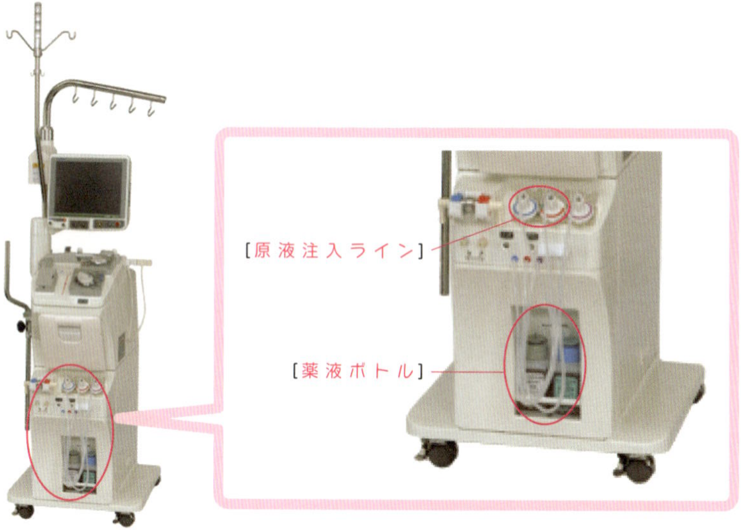

看護のポイント 供給装置からの一連の流れを集合させた監視装置なので、洗浄も単独で行います。そのため、薬液洗浄に必要な薬剤なども定期的に補充する必要があります。

習得のコツ 透析液の清浄化を保つためにも、カプラをダイアライザに接続するときは、絶対に不潔にならないように注意しましょう。

[　　] に合う語を選んで書き込んでみよう！ 血液ポンプ　気泡検知器　静脈圧ポート　血液ポンプスイッチ　液晶モニター　表示灯　抗凝固薬注入ポンプ　カプラ　濃度

多人数用透析監視装置《たにんずうようとうせきかんしそうち》

わが国では、多人数用透析監視装置が主流です。多人数用透析液供給装置から透析液を供給し治療や操作を行うため、すべての患者が同じ［濃度］で設定された透析液で治療を行います。

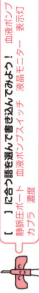

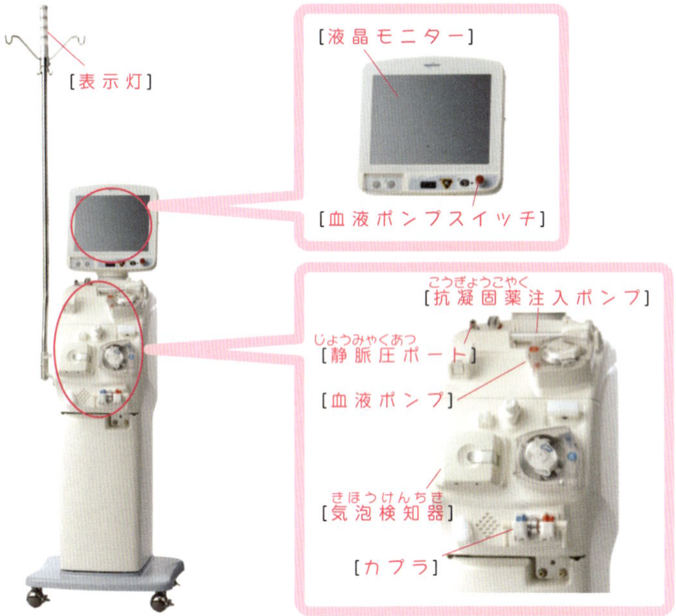

看護のポイント 機械のメーカーによって、各部位の配置は異なりますが、基本的部位や色分けなどは、同じようになるようにわかりやすく表示されています。

習得のコツ 血管の解剖を熟知することが基本！

3 シャント（バスキュラーアクセス）とは？

バスキュラーアクセスの目的　血液透析を行うには、少なくとも1分間に約200mLの血液をいったん体の外へ出して（脱血《だっけつ》）血液を浄化し、体の中に戻すこと（返血《へんけつ》）を行わねばなりません。そのためには、血流量の豊富な血管を確保し、血液の「取り出し口」と「戻し口」が必要となります。そのために腕（利き腕ではないほうを選択することが多い）の血管に短絡路《たんらくろ》を造設します。人工透析患者についてはこれを「バスキュラーアクセス（VA）」といいます。

血液透析に必要な血液流量（約200mL/分）を確保するためには、動脈と静脈を縫い合わせてつなぎ、動脈から直接静脈に血流を流すVAをつくります。

血液の流れる方向を確認しながら動静脈の名称を選んで書き込んでみよう！
上腕動脈　橈骨動脈　尺骨動脈　上腕静脈　上腕橈側皮静脈
上腕尺側皮静脈　前腕橈側皮静脈　前腕尺側皮静脈　腋窩静脈

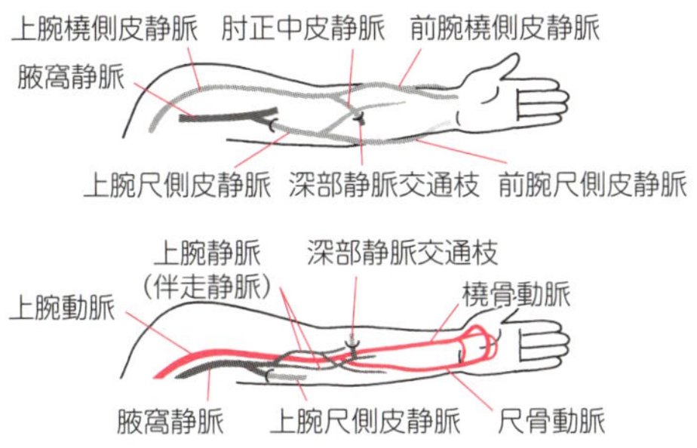

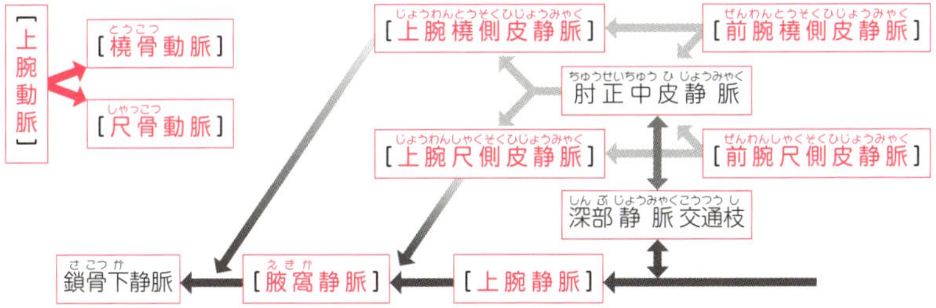

VA造設に用いられる上肢の動静脈の名称1)より引用

習得のコツ 基幹となる血管の走行を知ることが、アクセスの観察をする際にとても役に立ちます。

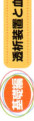

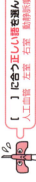

［　］に合う正しい語を選んで書き込んでみよう！
人工血管　左室　右室　動静脈瘻　利き腕　非利き腕　表在化　動脈　静脈

VAの種類を知ろう

シャント手術は局所麻酔下に血管と血管を縫い合わせる細かい手術です。一般に手術後1～2週間くらいで透析治療に使えるようになります。手術でつくるVAは大きく分けてAVF《エーヴイエフ》、AVG《エーヴイジー》の2つがあります。AVFとは、自己血管をつなげてつくるVAで、AVGとは、［人工血管《じんこうけっかん》（グラフト）］を移植して自己血管とつなげてつくるVAです。

AVF：自己血管使用皮下《じこけっかんしようひか》
［動静脈瘻《どうじょうみゃくろう》］

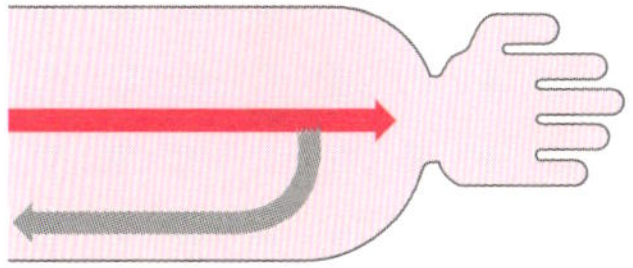

動脈と静脈をつなぎ合わせて、直接［動脈］の血液が［静脈］に流れるようにします。VA作製の第一選択の方法です。

できるかぎり［非利き腕《ひきうで》］に作製しますが、最終的には患者の生活背景や全身状態などを総合的に判断し決めます。

AVG：［人工血管］使用皮下
［動静脈瘻］

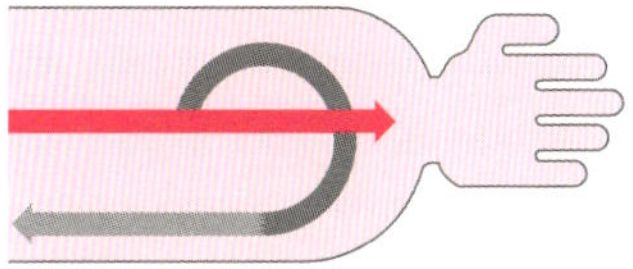

AVGは、①前腕AVFが作製できない人、②心臓の機能上シャントの心負荷《しんふか》に耐え得る人、③末梢循環不全《まっしょうじゅんかんふぜん》を起こしていない人に適応されます。

AVGの植え込み形態は、ストレート型、カーブ型、ループ型と、穿刺しやすい形態を選びます。

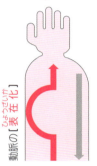

動脈の［表在化《ひょうざいか》］

心臓の機能が悪いほう（［左室《さしつ》］駆出率《くしゅつりつ》：EF30～40%以下）はVA手術ができません。そのため、上腕の深いところにある動脈を皮膚のすぐ下に持ち上げる手術です。AVFを作製するのに適当な静脈が存在しない人に行います。

習得のコツ 同じような表記のダイアライザがあるので、間違えないように注意しましょう。

4 透析条件の設定

[　　] に合う語を選んで書き込んでみよう！ EVAL　PMMA　PS　PAN　ヘモダイアフィルタ　S型　Ⅰ型　Ⅰ型-a　Ⅰ型-b　Ⅱ型　Ⅱ型-a　Ⅱ型-b

ダイアライザの性能

患者の年齢、体格、透析歴などに合わせて、ダイアライザの膜面積《まくめんせき》、膜の材質を選定します。

血液透析には血《けつ》液《えき》浄《じょう》化《か》器《き》（ダイアライザ）を使用し、血液濾過透析には、[ヘモダイアフィルタ] を使用します。膜面積は 0.9 ～ 2.5m² と、小面積のものから大面積のものまであります。大面積になると除去効率《じょきょこうりつ》は増しますが同時に体外循環量《たいがいじゅんかんりょう》も増えます。膜の素材は数種類あり、それぞれに膜の特性があります。一般的に広く使用されている [PS《ピーエス》] 膜や、膜の吸着特性を生かしながら、低栄養患者の体重減少の予防、状態維持に改善効果があるとされている [PAN《パン》] 膜、[EVAL《エバール》] 膜、[PMMA《ピーエムエムエー》] 膜などがあります。

現在の診療報酬上のダイアライザの機能分類は、β_2《ベータツー》- ミクログロブリン（MG）のクリアランス値が低い方から、Ⅰ型～Ⅴ型と５つの型に分類されています。2013 年の機能分類の見直しで、β_2-MG のクリアランス値が 70 未満を [Ⅰ 型] とし、その中でもアルブミンのふるい係数が 0.03 未満のものを、[Ⅰ 型 - a]、アルブミンのふるい係数が 0.03 以上のものを [Ⅰ 型 - b]、β_2- MG のクリアランス値が 70 以上を [Ⅱ 型] とし、同じように、アルブミンのふるい係数が 0.03 未満のものを、[Ⅱ 型 - a]、アルブミンのふるい係数が 0.03 以上のものを [Ⅱ 型 - b] としています。また、血液を吸着するなど特殊な膜については、[S 型] となります。

看護のポイント

ダイアライザは種類も多くそれぞれに特徴があるため、すべて覚えるのは大変です。実際に使用しているダイアライザの除去能《じょきょのう》のイメージマップなどを作成し、並べ替えながら覚えると理解しやすいです。

習得のコツ 装置によって項目位置は異なりますが、大切な数値は大きく表示されています。

[　　] に合う語を選んで書き込んでみよう！ 4　CTR　200　hANP　300　BNP　500　長時間透析　血圧低下　少なく　長く　前回透析後体重　透析前体重

除水量《じょすいりょう》 １回の透析で血液を介して体内から除去する水分量を示します。前回の透析後の体重が目標体重であるとき、「[透析前体重] − [前回透析後体重] ＝増加量」となります。「増加量＋透析中の食事＋生食置換量＝１回の除水量」となり、「除水量÷時間＝時間あたりの除水量」と算出されます。１回の透析での除水量が多いときは、透析時間を [長く] し、時間あたりの除水速度を [少なく] 行えば、透析中の血圧低下など、患者への負担を抑えることができます。

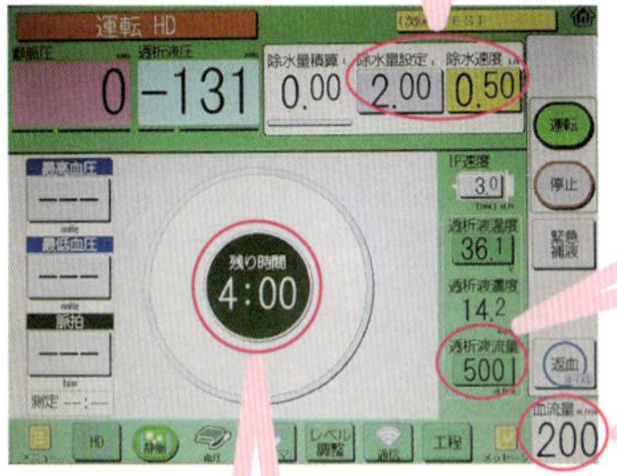

透析液流量《とうせきえきりゅうりょう》 透析装置から送り出される流量を示します。血液と逆向きに流すことで、濃度差をつくり、拡散《かくさん》の効果を生かします。一般的には、[500] mL/min ですが、治療条件によっては増減させる場合もあります。

血液流量（血流量） 体外循環時における、1 分間あたりの血液の流れを表します。患者ごとに、バスキュラーアクセスの状態、治療条件などにより設定値は異なりますが、一般的に [200] ～ [300] mL/min で設定されます。施設によっては、これ以上の血液流量を確保する場合もあります。

透析時間 日本透析医学会の統計調査などからも、一般的に１回の透析あたり [4] 時間の設定が多いですが、除水量が多い場合などは、透析時間を延長する場合もあります。治療条件は 4.5 時間や 5 時間、6 時間以上の [長時間透析] など、患者の状態に応じて設定します。

ドライウエイト 体液量が適正で、透析液中に過度の [血圧低下] を生じることなく、かつ長期的にも心血管系への負担が少ないという概念で設定されます。ドライウエイトは、[CTR《シーティーアール》]、[hANP《ハンプ》]、[BNP《ビーエヌピー》] などの数値をみて決定します。

習得のコツ 血液の流れに沿って覚えると覚えやすいですよ。

1 セッティング・プライミングの基本操作

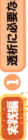

[　　] に合う語を選んで書き込んでみよう！
エアトラップチャンバ　薬液　採血　液面　血液流量　抗凝固薬　空気　血液
穿刺針　凝固塊　血液ポンプローラー部　血液回路　生理食塩液バッグ

血液回路の名称と用途

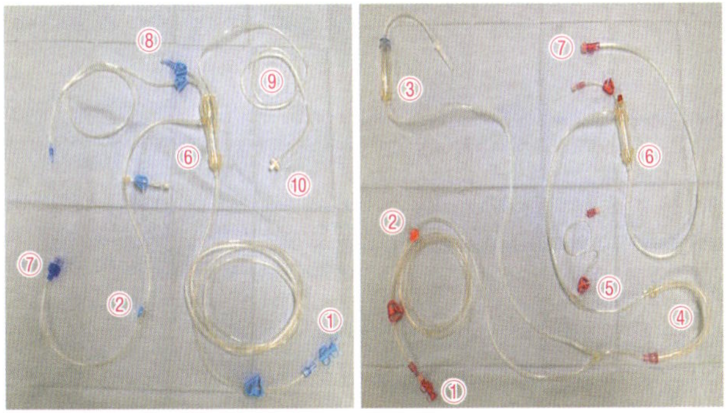

①アクセス接続部：血液回路と［穿刺針《せんししん》］を接続します。

②ニードルレスサンプルポート：回路内からの［採血］や［薬液］の注入に使用します。

③補液ライン：［生理食塩液バッグ］に接続し、補液、返血、プライミングに使用します。

④ポンプセグメント部：［血液流量《けつえきりゅうりょう》］を得る部分で［血液ポンプローラー部］へ装着します。

⑤抗凝固薬注入ライン：［抗凝固薬］を持続注入します。

⑥エアトラップチャンバ：回路内の［空気］と［凝固塊《ぎょうこかい》］を捕捉《ほそく》します。

⑦ダイアライザ接続部：ダイアライザと［血液回路］を接続します。

⑧静脈側液面調整ライン：エアトラップチャンバ内の空気の量や［液面《えきめん》］レベルを調節します。

⑨圧力モニターライン：［エアトラップチャンバ］内の圧力を装置で測定します。

⑩トランスデューサ保護フィルタ：装置内へ［血液］などが侵入するのを防ぎます。

習得のコツ 物品の取り違えはないか、しっかり確認しましょう。

[　　] に合う語を選んで書き込んでみよう！ 消毒　破損　ねじれ　滅菌
ルアーロック　クランプ　浮遊物　汚損　増し締め　混濁　折れ

必要物品の準備

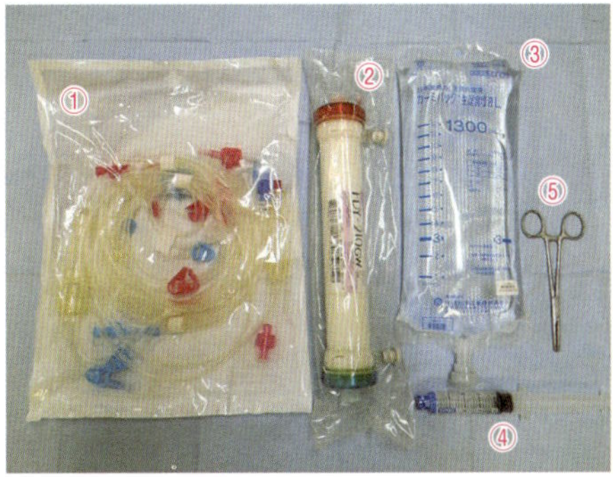

①血液回路：包装の［破損］や［汚損《おそん》］がないか、変形や亀裂《きれつ》、キャップの脱落がないかを確認します。

②ダイアライザ：透析予定患者のものと種類が合致しているか、破損などがないか確認します。

③生理食塩液：包装の破損、使用期限、［混濁《こんだく》］・［浮遊物《ふゆうぶつ》］の有無を確認します。

④抗凝固薬《こうぎょうこやく》：透析予定患者のものと種類、量が合致しているか確認します。

⑤鉗子《かんし》：［消毒］または［滅菌］されたものを使用します。

血液回路の組み立て

血液回路は、［ねじれ］や［折れ］、汚染が生じないよう装着します。

ダイアライザ接続部、トランスデューサ保護フィルタは、確実に［ルアーロック］され、閉じるべき側管《そっかん》の保護キャップを［増し締め］し、必要箇所のクレンメを確実に［クランプ］します。

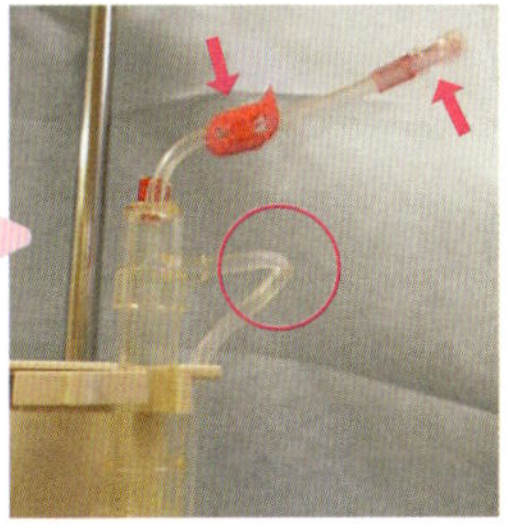

実践編 1 透析に必要な基本操作を理解する 1

習得のコツ ポンプの動き、流れに沿って覚えましょう。

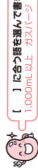

[　　] に合う語を選んで書き込んでみよう！ 落差　クランプ　気泡除去　1,000mL 以上　ガスパージ　充填　血液ポンプ　透析液ラインカプラ　洗浄

プライミングの目的

プライミングとは、もともと［充 填《じゅうてん》］するという意味です。

体外循環《たいがいじゅんかん》でのプライミングは、血液が通るダイアライザや血液回路内の異物除去《いぶつじょきょ》のための［洗 浄］と充填という２つの行為を指しています。

プライミングの実際

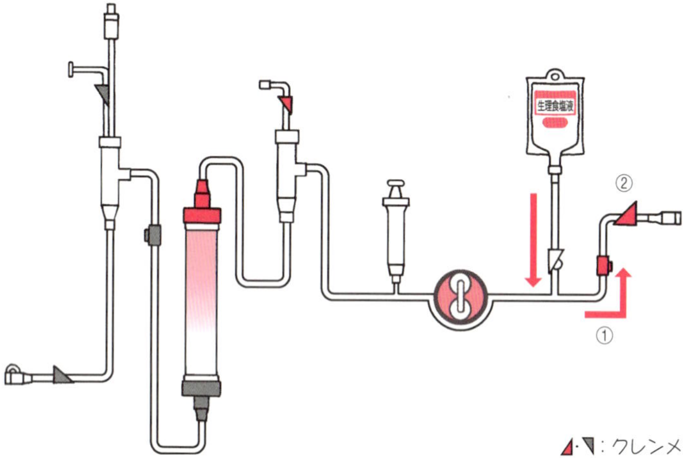

▲・▼：クレンメ

①補液ラインから動脈側アクセス接続部までを生食を使用し［落 差《らくさ》］で充填、洗浄します。

②洗浄後動脈側アクセス接続部のクレンメを［ク ラ ン プ］します。

看護のポイント

同じ手順で組み立て、プライミングを行いましょう。手技を習慣づけることで操作性のばらつきがなくなり、ミスを減らすことができます。

実践編 1 透析に必要な基本操作を理解する 1

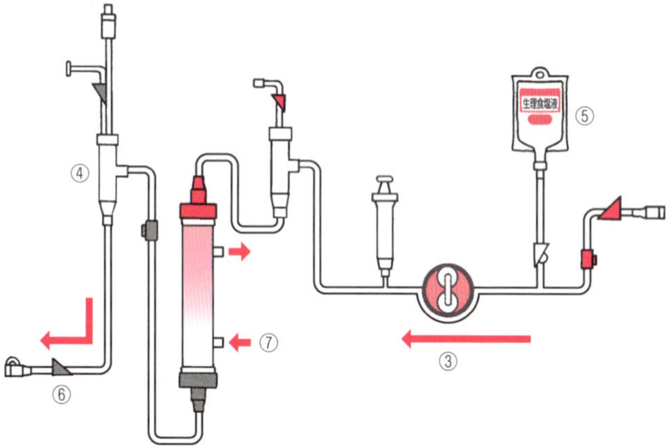

③［血 液 ポ ン プ］を始動し、生食を動脈側エアトラップチャンバ、ダイアライザ、静脈側エアトラップチャンバ、静脈側アクセス接続部まで充填します。

④回路内が生食で充填されたら、エアトラップチャンバ、ダイアライザ内の［気 泡 除 去《きほうじょきょ》］を行います。

⑤［１，０００ｍＬ 以 上］の生食を流し、静脈側アクセス接続部先端まで洗浄します。

⑥静脈側アクセス接続部のクレンメをクランプします。

⑦［透 析 液 ラ イ ン カ プ ラ］をダイアライザの透析液出入り口に接続します。

⑧透析装置の［ガ ス パ ー ジ］（通液）スイッチを押し、ダイアライザの透析液側の洗浄・気泡除去を行います。

残った気泡はダイアライザの目詰まりを起こし、回路凝固の原因となります。丁寧に除去しましょう。

看護のポイント プライミング後は、必要箇所のクランプ、保護キャップが確実に締まっているか再度チェックしましょう。

習得のコツ なぜ必要なのか、1つひとつ理解しながら覚えましょう。

2 透析操作開始時の基本操作

[　　] に合う正しい語を選んで書き込んでみよう！ かゆみ　大きく　小さく　穿刺　動脈　静脈　感染　状態　1　2

必要物品の準備

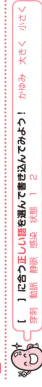

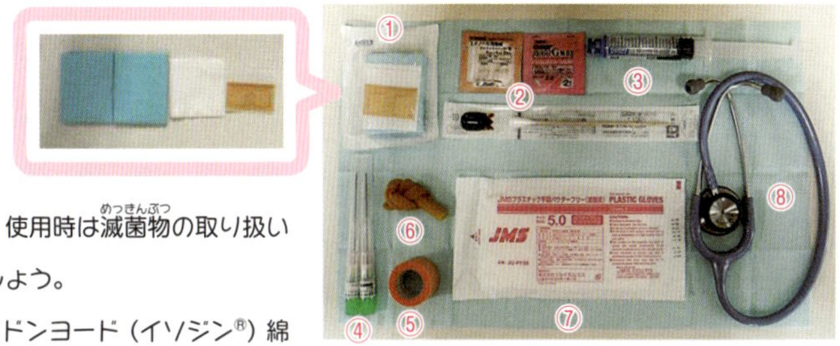

①開始セット：使用時は滅菌物《めっきんぶつ》の取り扱いに注意しましょう。

②消毒薬〔ポビドンヨード（イソジン®）綿棒、クロルヘキシジングルコン酸塩（ヒビテン®）綿、消毒用エタノール綿〕：皮膚の［状 態］に合わせて、［穿 刺《せんし》］時の消毒に使用します。

③抗凝固薬《こうぎょうこやく》：患者の状態により、いつもの条件とは異なる場合があるので、十分に確認したうえで準備します。

④穿刺針《せんししん》：［動 脈］側・［静 脈］側と2本の針を準備します。一般的に15～17Gの針が使用されます。G数《ゲージすう》が［小 さ く］なると針は太くなります。種類は、留置針《りゅうちしん》、金属針《きんぞくしん》、短針《たんしん》、誤穿刺防止機能《ごせんしぼうしきのう》がついたセーフティー針があります。患者のバスキュラーアクセスの状態や穿刺部位、血流量、静脈圧、止血の状態などに応じて選択します。

⑤固定テープ：テープの種類によってはかぶれや［か ゆ み］を起こす原因となります。患者の皮膚の状態に応じて選択します。

⑥駆血帯《くけつたい》：感染対策からも、一患者につき［　1　］つずつ準備します。

⑦手袋：滅菌手袋《めっきんてぶくろ》と未滅菌手袋がありますが、一手技につき［　1　］手袋ずつ準備し、次の患者への使い回しは絶対に禁止です。

⑧聴診器：患者個々に用意できないときは、［感 染］予防のために、次の患者に使用する前に必ず、接触面を消毒してから使用します。

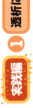

大切なことはメモをとりながら覚えましょう。
患者さんのところに行く前に、物品がそろっているか確認しましょう。

習得のコツ 体重の測定値だけではなく、周りの測定環境にも気を配りましょう。

[　　] に合う正しい語を選んで書き込んでみよう！ ブレーキ　腎機能　除水量　増加　減少　塩分　水分　尿量　条件　ゼロ　傾聴　共感　批判

体重測定の必要性

透析患者は、［腎 機 能］の低下により、［尿 量］が減少し、無尿《むにょう》の患者も少なくありません。そのため、飲水《いんすい》などによる［水 分］摂取がそのまま体内に残り、それが体重の［増 加］につながります。透析前と透析後に体重測定をして体重の推移を把握するとともに、透析前の体重をもとにその日の［除 水 量《じょすいりょう》］を設定します。

体重測定の方法と注意点

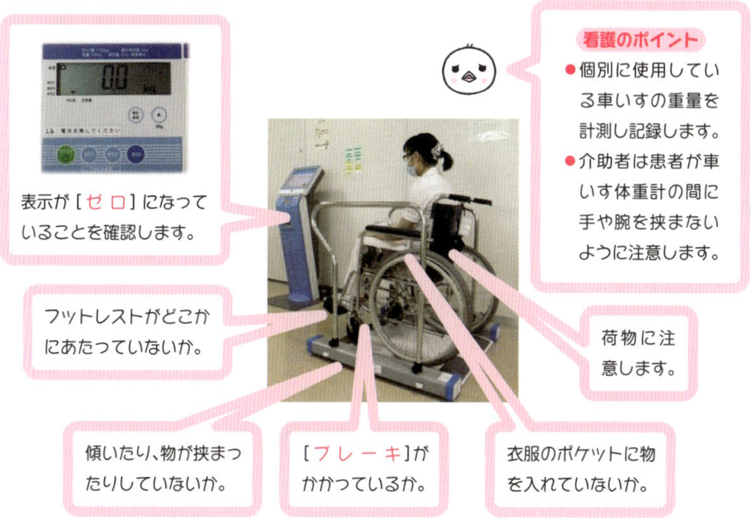
表示が［ゼ ロ］になっていることを確認します。
フットレストがどこかにあたっていないか。
傾いたり、物が挟まったりしていないか。
［ブ レ ー キ］がかかっているか。
衣服のポケットに物を入れていないか。
荷物に注意します。
看護のポイント
●個別に使用している車いすの重量を計測し記録します。
●介助者は患者が車いす体重計の間に手や腕を挟まないように注意します。

体重測定は、いつもと同じ［条 件］で行うことが大切です。スタッフに注意されることを気にして、食事を抜いたり制限したりして来院する患者もいますので、患者の心理面にも配慮する必要があります。体重増加が多かった場合は、［批 判］するのではなく、体重が増加した原因を［傾 聴《けいちょう》］するようにしましょう。

患者さん自身が体重増加の原因について振り返り、気づけるようなかかわり方を心がけましょう。

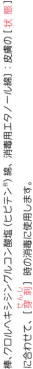

実践編 1 透析に必要な基本操作を理解する 2

習得のコツ 日頃から患者さんの状態を注意深く観察しましょう。

［　］に合う正しい語を選んで書き込んでみよう！ シャント　透析前　透析後　上がり　下がり　肩呼吸　むくみ　溢水　脱水　標準　目標　飲食　徐脈　頻脈　炎症　顔色

透析前の観察

- 血圧：血圧は体重増加の目安にもなります。
- 脈拍：［徐脈《じょみゃく》］では高カリウム血症の可能性があります。［頻脈《ひんみゃく》］では血圧低下が予測されます。
- 体温：体の［炎症］反応、もしくは［シャント］感染の徴候となります。
- 呼吸：体重増加の多い患者は、心不全による［肩呼吸《かたこきゅう》］や労作時《ろうさじ》の息切れなど呼吸状態が不安定になります。

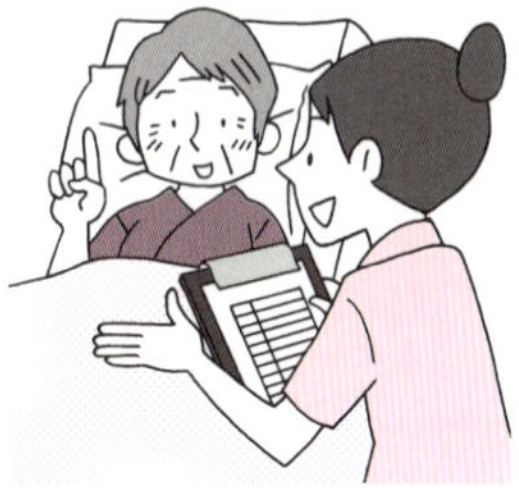

観察のポイント　患者の入室時や透析前には、バイタルサインや体重増加とともに観察する項目として、［顔色］や表情、声のトーン、［むくみ］の有無、歩行状態を観察し、異常があれば透析治療を開始する前に検査や処置が必要かどうかを判断して医師に報告しましょう。

除水設定《じょすいせってい》

透析患者の除水量は、以下の式で求められます。除水量はほかの条件と違って、風袋《ふうたい》の変更や便秘の有無、透析中の飲水量などにより毎回変化します。

- （［透析前］体重－［目標］体重）＋透析中の［飲食］量＋生理食塩液置換量

看護のポイント

- 除水量が多い：血圧が［下がり］、患者がショック状態となることがあります。
- 目標体重よりも引き残しが多い：［溢水《いっすい》］状態になり、胸が苦しいなどの症状が現れます。

実践編 1 透析に必要な基本操作を理解する 2

習得のコツ シャントの変化に注意し、患者さんの話をよく聞きましょう。

［　］に合う正しい語を選んで書き込んでみよう！ 免疫機能　スリル　狭窄　破裂　高調　低調　発赤　変色　腫脹

シャントの観察 1、2）より改変

シャントの観察は「見る・聴く・触る」がポイントとなります。

さらに、患者の訴えをよく聞き、「最近シャント肢《し》が痛い」「手先が冷たくなった」「手がしびれる」など、合併症の前触《まえぶ》れとなる症状の訴えがないか注意しましょう。

- 見る：シャント肢全体に異常がないか観察します。

観察のポイント　透析患者は［免疫機能］が低下しているため、シャント感染を起こしやすいので、［発赤《ほっせき》］、［腫脹《しゅちょう》］、皮下出血《ひかしゅっけつ》がないか、全体的な色調など注意深く見ていきましょう。シャント肢を挙上《きょじょう》し、血管が凹《へこ》む場合、シャント［狭窄《きょうさく》］などの異常が考えられます。

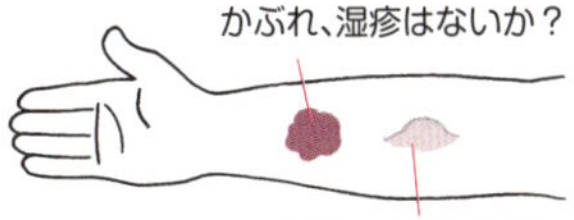
シャント肢皮膚に発赤、かぶれ、湿疹はないか？
シャント血管に異常な隆起や不自然な凹凸はないか？

- 聴く：聴診器で吻合部《ふんごうぶ》から全体を通してシャント音を聴取します。

観察のポイント　音の変化に注意し、［高調《こうちょう》］音や拍動音《はくどうおん》が聞こえる場合は、シャント［狭窄］などの異常が考えられます。

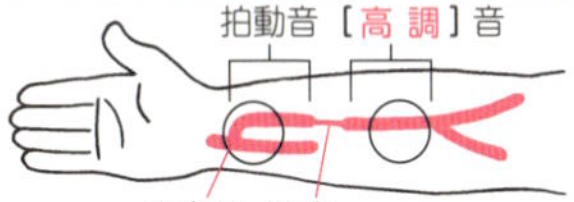
拍動音［高調］音
吻合部　狭窄

吻合部、吻合部から4～5cm間隔で中枢側へと3カ所くらいで聴く。

- 触る：熱感《ねっかん》の有無、腫脹がある場合はその程度も把握します。

観察のポイント　シャントの［スリル］を確認しながら血管の硬さ、太さ、皮下からの距離などをイメージして穿刺部位を選びましょう。

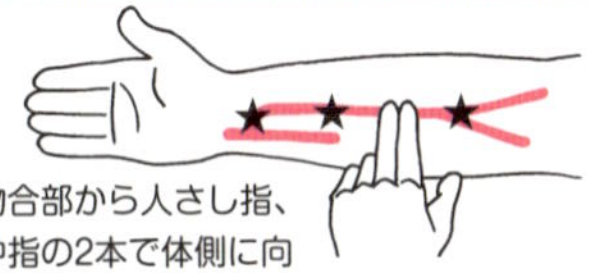

吻合部から人さし指、中指の2本で体側に向かって順次シャントを触っていく。

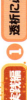

実践編 **1** **透析に必要な基本操作を理解する 2**

習得のコツ 穿刺の上手な先輩看護師の技術をよく観察し、見て学んでいきましょう。

[　　] に合う正しい語を選んで書き込んでみよう！ 中心　外側　乾燥　走行　太い　細い　広い　浅い　深い　狭い　皮膚　清潔　15　25　45　①　②　③

シャント肢の洗浄と消毒

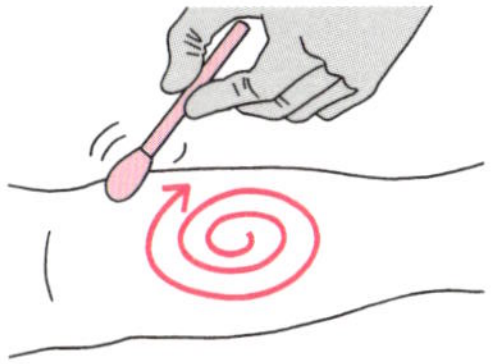

シャント肢には［皮 膚］の汚れや有機物《ゆうきぶつ》が付着《ふちゃく》しているので、穿刺《せんし》直前に患者自身がシャント肢全体を石けんで洗い、流水で十分洗い流します。消毒用エタノールは速乾性《そっかんせい》があるため、穿刺の直前に消毒を行います。ポビドンヨードは約2～3分間［乾 燥］した状態が最も効果があります。穿刺直前に穿刺部の［中 心］から［外 側］に向けて円を描くように消毒します。

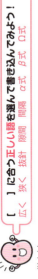

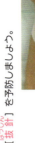

看護のポイント 穿刺までのあいだは穿刺部に触れないように患者さんに指導します。穿刺部を［清 潔］に保ったまま、穿刺することが大切です。

穿刺部位の選択 3)

穿刺に適しているのは、血管の走行が直線的で［太 い］部位です。視診、触診で血管の［走 行］、深さ、太さを確認します。前回の穿刺部付近から穿刺すればよいと安易に考えるのは避け、バスキュラーアクセス全体を観察し、より穿刺に適した部位を選択します。

看護のポイント ［狭 い］範囲に反復して穿刺すると、血管が動脈瘤様《どうみゃくりゅうよう》に拡張し、狭窄《きょうさく》などが生じやすいため、［広 い］範囲で穿刺部位を変えます。

①～③で、最も適した穿刺角度はどれか？

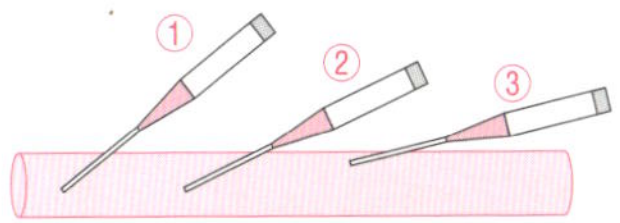

穿刺針の角度は、自己血管では［ ② ］の［25］度、人工血管では［ ① ］の［45］度です。ただし、血管の深さによって［浅 い］血管には角度を小さくし、［深 い］血管には少し角度をつけます。

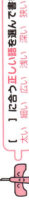

穿刺範囲が狭く穿刺部位が限定される場合や、穿刺の痛みを和らげる方法にボタンホール穿刺法があります。鋭利な針を何度か刺すことによって、皮膚表面から血管までの針の挿入ルートを作製し、透析時には毎回そこに先端の尖っていない針を挿入します。

 患者にとって穿刺は、苦痛や不安を伴います。
穿刺ミスなどのトラブルが発生したときや自信がないときは、無理をせず先輩看護師と交代しましょう。

実践編 **1** **透析に必要な基本操作を理解する 2**

習得のコツ 針が抜けないように固定することと同時に、患者さんへの観察を十分に行います。

[　　] に合う正しい語を選んで書き込んでみよう！ 確実　観察　安全　感染　広く　狭く　抜針　隙間　間隔　α式　β式　Ω式

穿刺針《せんししん》の固定

穿刺針は［確 実］な固定が必要です。透析中は、思いがけない力が固定部位にかかることを予測して、血液回路を固定しなければなりません。［安 全］に透析ができるように固定し、［抜 針《ばっしん》］を予防しましょう。

穿刺針の上からテープを貼り、下でテープを接着させます。

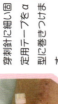

穿刺針に細い固定用テープをα型に巻きつけます。

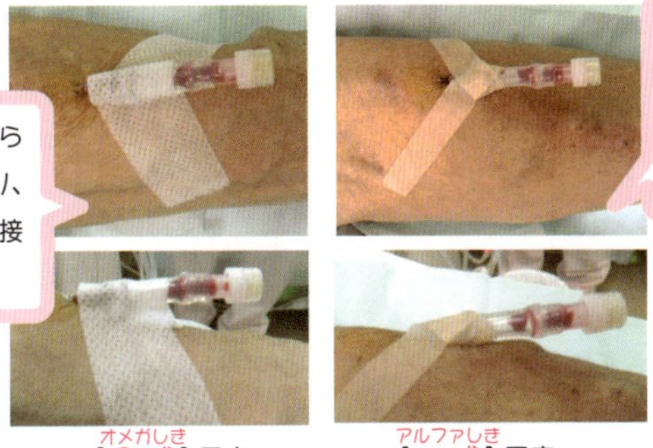

［Ω 式《オメガしき》］固定　　［α 式《アルファしき》］固定

どのような固定方法でも、透析中の観察が不十分では意味がありません。

看護のポイント

- テープの接着面を［広 く］し、凹凸《おうとつ》や［隙 間《すきま》］ができないように固定します。
- 接着面に軟膏《なんこう》やクリームを塗っていると、テープの接着力が弱くなります。
- 一度剥がしたテープは接着力が弱くなるので、再使用しないようにしましょう。
- 患者の状況に合わせて固定方法を検討し、透析中に十分な［観 察］を行うことで抜針事故の予防に努めましょう。

手技に慣れてきても、基本に忠実に行いましょう。

実践編 1 透析に必要な基本操作を理解する 2

習得のコツ なぜ必要なのか、１つひとつ理解しながら覚えましょう。

［　］に合う正しい語を選んで書き込んでみよう！ 血液ポンプ　透析条件　抗凝固薬　透析液圧　動脈側　静脈側　動脈圧　静脈圧　血液流量　指さし　運転　手技　脱血　止血

血液回路の接続と開始操作

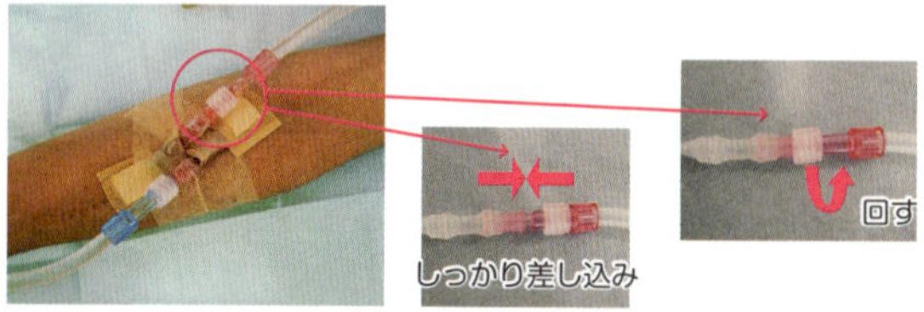

動脈側と静脈側の同時接続を行う施設もありますので、自施設の接続方法を確認しましょう。

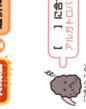

①［動 脈 側］穿刺針《せんししん》と［動 脈 側］血液回路アクセス部を接続する。

②動脈側、静脈側のクランプを外し、［脱《だっ》 血《けつ》］を開始する。

③脱血血液がポンプセグメント部に達したら、［抗凝固薬《こうぎょうこやく》］を指定量注入する。

④静脈側ダイアライザ接続部に脱血血液が達したら、［血 液 ポ ン プ］を停止する。

⑤［静 脈 側］穿刺針と［静 脈 側］血液回路アクセス部を接続する。

⑥血液ポンプを始動し［静 脈 圧］の上昇程度をみて、適正に返血《へんけつ》されていることを確認する。

⑦［血 液 流 量］を設定まで徐々に上げ静脈圧、［透 析 液 圧］、［脱 血］状態に異常がないかを確認し、［運 転］スイッチを押し、透析治療を開始する。

⑧［透 析 条 件］（除水量、透析時間、透析液温度など）の設定を確認する。

⑨血液回路、穿刺部に異常がないかを確認する。

看護のポイント

- 装置の操作ミスや設定ミスを防ぐため声出し、［指 さ し］確認が大切です。
- 開始操作は施設により［手 技］が異なります。順序の確認をしましょう。

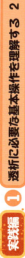

実践編 1 透析に必要な基本操作を理解する 2

［　］に合う語を選んで書き込んでみよう！ ナファモスタットメシル酸塩　アルガトロバン　低分子ヘパリン　ヘパリン　出血傾向　抗凝固　凝固　異物

抗凝固薬《こうぎょう こ やく》

血液は血液回路やダイアライザなどの物質に接触すると［異 物《いぶつ》］と判断し、［凝 固《ぎょうこ》］する性質があります。体外循環治療《たいがいじゅんかん ち りょう》においては、血液凝固を防止する抗凝固薬の使用が不可欠です。現在、血液透析に使われる抗凝固薬は４種類が認可されています。

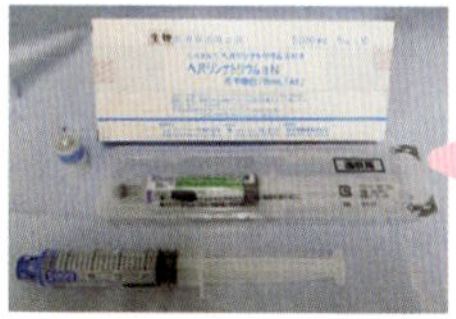

主となる抗凝固薬であり、出血性病変や出血傾向のない患者に使用します。

［ヘ パ リ ン］

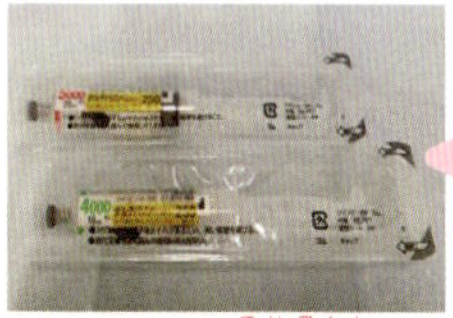

軽度の出血傾向のある患者に使用します。

［低 分 子《ていぶんし》 ヘ パ リ ン］

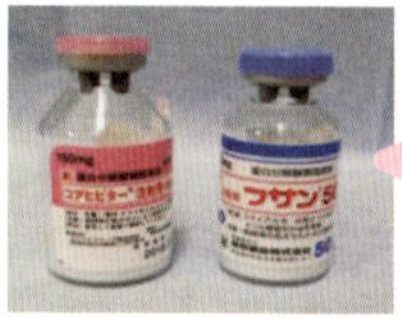

手術後や出血性病変のある患者に使用します。

［ナ フ ァ モ ス タ ッ ト メ シ ル 酸 塩］

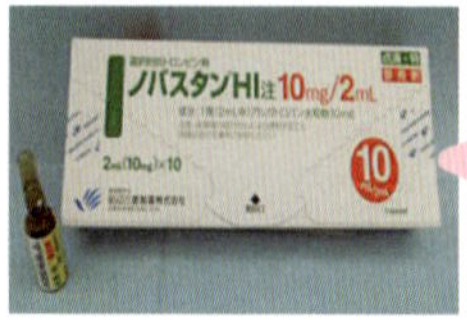

ヘパリン起因《きいん》性血小板減少症《せいけっしょうばんげんしょうしょう》（HIT）の患者に使用します。

［ア ル ガ ト ロ バ ン］

抗凝固薬の使用例

- ワンショット（初回投与）：透析開始時に抗凝固薬を一定量注入し、全身［ヘ パ リ ン］化を行います。早送りスイッチやシリンジポンプのスライダーを押して注入を行います。
- 持続注入：［抗 凝 固］機能を維持するため、装置内シリンジポンプ注入速度を設定し、治療中持続的に注入します。

観察のポイント 透析開始前の問診で、来院時に転倒、切り傷、抜歯《ばっし》、眼底出《がんていしゅっ》血《けつ》などによる［出 血 傾 向］になっていないかを見つけることが大切です。

習得のコツ 血液汚染に注意し、操作しましょう。

3 透析操作終了時の基本操作

[　　] に合う正しい語を選んで書き込んでみよう！ 生理食塩液　エア返血　薬剤投与　自然落差　動脈側　静脈側　凝固塊　凝固薬　移動　空気　除水　溢水

必要物品の準備

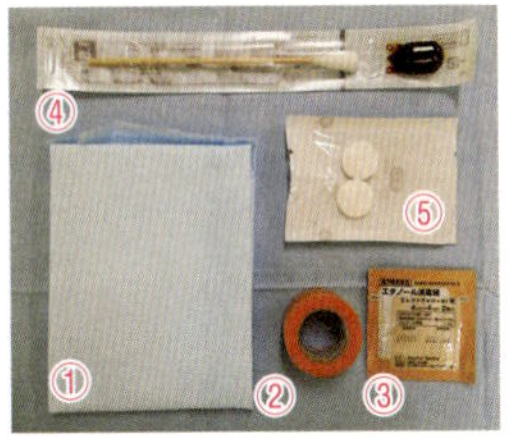

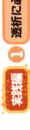

①紙シーツ：防水・吸水性があり、血液の飛散による汚染を防ぎます。

②固定テープ：p.32 参照。

③消毒用エタノール綿：p.32 参照。

④消毒用イソジン® 綿棒：p.32 参照。

⑤圧迫綿：圧迫止血処置に使用します。接触面に触れないよう注意しましょう。

返血操作

① [除水《じょすい》] および治療時間が予定通り完了していることを確認する。

②指示書(カルテ)より [薬剤投与] の有無を確認し、必要な薬剤を [静脈側] のニードルレスアクセスポートまたはエアトラップチャンバ上部の液面調整《えきめんちょうせい》ラインより投与する。

③返血に必要な [生理食塩液] の残量を確認する。

④補液ラインのクレンメを開放し、血液ポンプを回し補液ラインにできた [空気] や [凝固塊《ぎょうこかい》] を血液ポンプ側に移動させる。

⑤血液ポンプを止め、補液ラインから動脈側アクセス部に [自然落差] で生理食塩液（以下、生食）を送り、血液と生食を置換しアクセス部のクレンメを閉じる。

⑥血液ポンプを回し生食を送り、エアトラップチャンバ、ダイアライザ、静脈側回路の血液が生食と置換されたら血液ポンプを停止し、[静脈側] アクセス部のクレンメを閉じる。

看護のポイント

- 返血操作に入る際は、その旨を他のスタッフに伝え、操作に専念できる体制を確保しましょう。返血操作中は、装置から [移動] してはいけません。
- 血液回路内に空気を送り込む [エア返血] は禁止です。

習得のコツ ゆっくり、丁寧に行いましょう。

[　　] に合う語を選んで書き込んでみよう！ 感染性廃棄物　止血ベルト　用手止血　閉鎖回路　ゆっくり　スリル　動脈側　洗浄　消毒　清拭　血管　飛散　手指　圧力　止血

抜針《ばっしん》、止血

①穿刺部《せんしぶ》の [消毒] を行い、固定テープを [ゆっくり] 剥がす。

②静脈側穿刺針の抜針から行うと、止血により [圧力] がかかり、動脈側穿刺部から出血しやすく [止血] 困難となることがあるため、[動脈側] 穿刺針から抜針する。

③シャント音や [スリル] を感じられる程度に圧迫し、止血する。

④固定テープをかけ、[用手止血《ようしゅしけつ》] または [止血ベルト] を使用し、止血する。

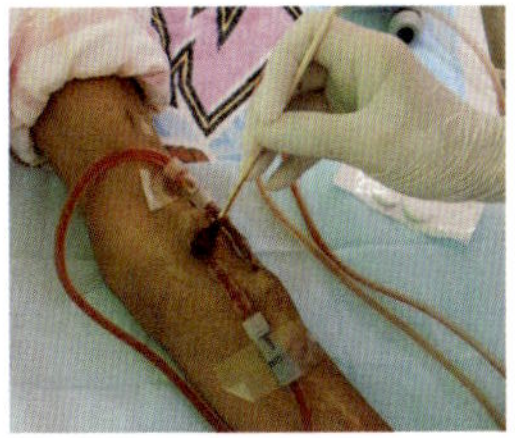

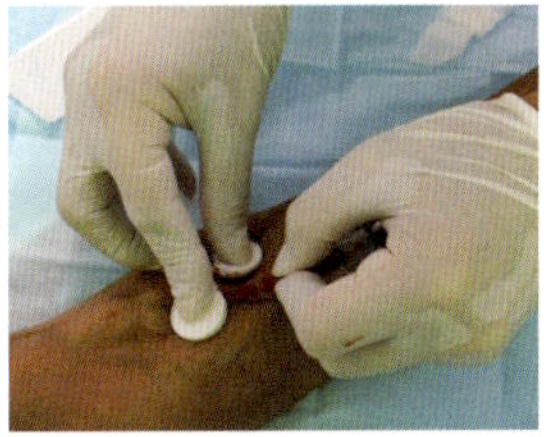

看護のポイント 皮膚の穿刺孔《せんしこう》1点だけではなく、0.5～1.5cm 先の [血管] の刺入部《しにゅうぶ》とともに指２本で押さえましょう。

片付け

①ダイアライザや血液回路内の残存物《ざんぞんぶつ》が回路外に流出、[飛散《ひさん》] しないよう血液回路が [閉鎖回路《へいさかいろ》] になるようにクレンメをクランプする。

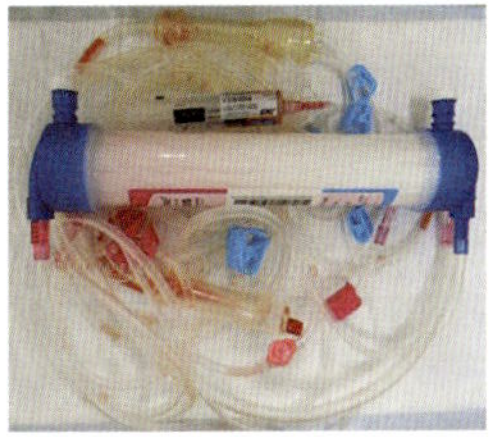

②透析液ラインカプラは、液の流出部に [手指《しゅし》] が触れないように注意し、外す。

③機器から取り外し [感染性廃棄物] として処理する。

④使用した鉗子《かんし》は、流水による [洗浄] と [消毒] を行い、使用した装置・その他機器の [清拭] を行う。

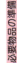

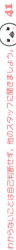

実践編 1 透析に必要な基本操作を理解する 3

習得のコツ 透析終了後は、患者さんの変化に注意しましょう。

[　　] に合う語を選んで書き込んでみよう！ 終了時体重　自覚症状　除水誤差　目標体重　体重測定　条件　塩分　離床　転倒　材料　止血

透析終了後の観察

全身状態の確認

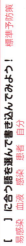

①バスキュラーアクセス（VA）の状態
- VA音の確認
- スリルの確認
- 血流の確認

②[離 床] の状態
- 起立性低血圧
- めまい、立ちくらみ

③[自 覚 症 状]
- 気分不快
- 倦怠感

④穿刺部、[止 血] の状態
- 穿刺部の状態確認
- 出血の有無
- ガーゼ汚染の確認

透析条件の確認

⑤[終 了 時 体 重]
- 目標体重の確認
- 着衣や荷物の確認

⑥[除 水 誤 差] の有無
- 設定除水量と実績除水量に誤差がないかの確認

⑦[材 料] の状態
- ダイアライザ、回路の残血確認

透析後の体重測定

透析前と同じ［条 件］で測定し、測定結果と［目 標 体 重］を比較して、正確に除水できたか確認します。機器測定の除水量と［体 重 測 定］による除水量に差がある場合は、その原因を明らかにします。

看護のポイント

- 除水量が不十分であった場合は、水分と［塩 分］の摂取を制限し、次回までの体重増加を抑えるように指導します。
- ［自 覚 症 状］がないことを確認してから体重測定を行います。
- 透析直後は、起立性低血圧《きりつせいていけつあつ》や下肢脱力《かしだつりょく》などでふらつき、［転 倒］する患者が多くみられるため、十分な注意が必要です。

実践編 1 透析に必要な基本操作を理解する 4

習得のコツ 感染対策には、1つひとつ丁寧に行動することが重要です。

4 感染対策《かんせんたいさく》

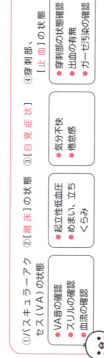

[　　] に合う語を選んで書き込んでみよう！ 標準予防策　感染対策　手洗い　易感染　血液　感染　患者　自分

透析室で重要となる感染対策

透析室は1つの部屋に多くの患者が集まり、数時間を過ごす特殊な環境です。透析患者は免疫力が低下しているため、［易 感 染《いかんせん》］状態といえます。血液透析治療には、多くの患者に針を使用します。また、多くの［血 液］を扱うため、常に［感 染］の危険にさらされる機会が多いといえます。そこで、医療従事者は感染予防を目的に、［標 準 予 防 策《ひょうじゅんよぼうさく》］を原則とした［感 染 対 策《かんせんたいさく》］を行う必要性があります。

手洗いの遂行《すいこう》　基本的な感染対策の1つに［手 洗 い］があります。流水と石けんによる手洗いと擦式手指消毒《さっしきしゅししょうどく》を使い分け、「一処置一手洗い」を徹底《てってい》することが大切です。

看護のポイント　手洗い

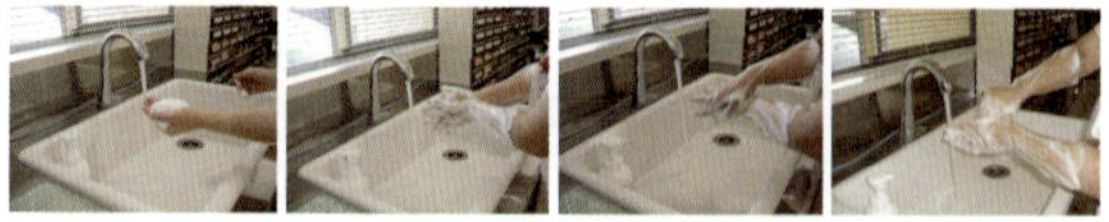

①手指を流水でぬらし、石けんを適量とる　②手の平と手の平をこすりよく泡立てる　③手の甲をもう片方の手の平でこする（両手）　④親指をもう片方の手で包みこする（両手）

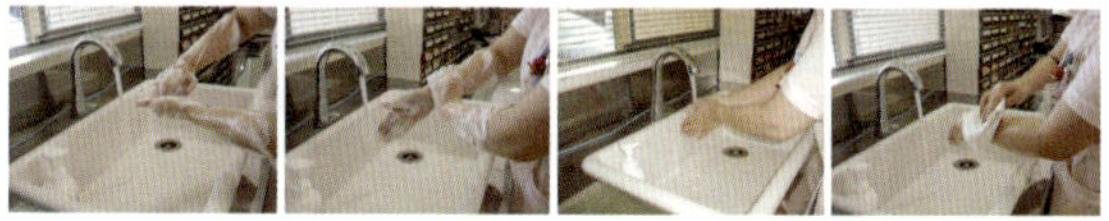

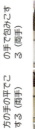

⑤指先（爪）でもう片方の手の平をこする（両手）　⑥両手首まで丁寧にこする　⑦流水でよくすすぐ　⑧ペーパータオルでよく水気をふき取る

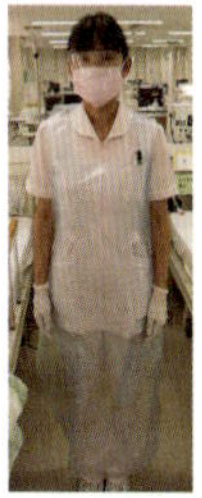

防護具装着例

防護具《ぼうごぐ》の使用　血液を多く扱う透析室において、常に［自 分］と［患 者］を感染から守らなくてはなりません。マスク、ゴーグル、手袋、エプロンを正しく装着し、患者ごと、あるいは処置ごとに、使用した防護具は廃棄して新しく装着します。

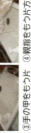

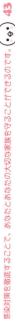

実践編 ❷ 透析中の観察ポイントを理解する 1

習得のコツ 患者さんのそばから離れず、観察し、医師や先輩スタッフに報告＆相談しましょう。

1 血圧低下《けつあつていか》

あてはまるほうを○で囲んでみよう！

血圧低下の原因と症状

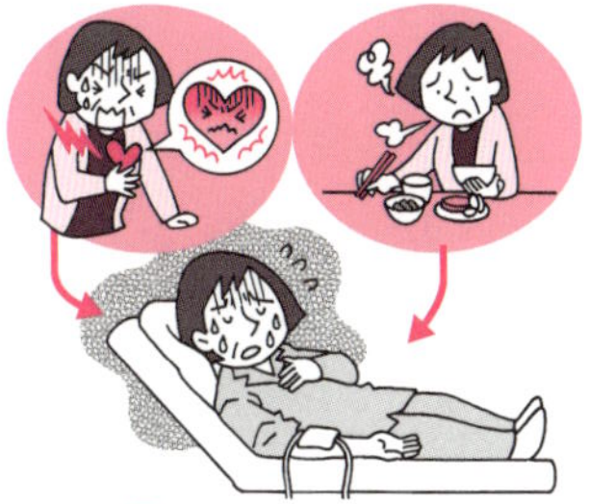

除水《じょすい》で［血管内液《けっかんないえき》・血管外液《けっかんがいえき》］が減少し、それに遅れて間質液《かんしつえき》が血管内へ移動する（plasma《プラズマ》 refilling《リフィリング》）ことで循環血漿量《じゅんかんけっしょうりょう》は維持されます。移動時間が除水速度より［速い・遅い］と、血管内［脱水《だっすい》・溢水《いっすい》］になり血圧が下がります。心筋梗塞《しんきんこうそく》や弁膜症《べんまくしょう》など、心拍出量に問題がある場合、低栄養や貧血、ドライウエイトが適正でない場合にも起こります。［あくび・くしゃみ］、便意、腹痛、冷や汗、吐き気、意識低下、顔色不良、［過呼吸《かこきゅう》・チアノーゼ］などの症状が起こります。

血圧低下時の対応

- 除水を［止める・進める］
- ［下肢・頭部］を挙上《きょじょう》する。
- レベルを確認する。
- 医師の指示のもとで緊急補液《きんきゅうほえき》を行う。
- 長期的対応としては、ダイアライザを積層型《せきそうがた》に変更するなど透析条件を見直す。

看護のポイント レベルが低下し、激しい胸痛や大量の吐血《とけつ》など重篤感《じゅうとくかん》の強い場合は、すぐ近くの看護師をよび緊急処置《きんきゅうしょち》を開始します。

血圧低下の予防方法

患者の年齢などにもよりますが、透析間の体重増加がドライウエイトの中２日［5・10］%、中１日［3・5］%以内に収まるよう、塩分制限の指導を行います。それでも血圧が低下する場合にはドライウエイトが適正か評価します。食事を摂取すると腸管《ちょうかん》に血液がとられるため、［透析中の食事・外食］を控えることも有効です。

実践編 ❷ 透析中の観察ポイントを理解する 2

習得のコツ ドライウエイトの適切な設定と塩分制限を理解しましょう。

2 高血圧《こうけつあつ》

あてはまるほうを○で囲んでみよう！

高血圧の原因

透析患者では、ナトリウム・水分の排泄障害《はいせつしょうがい》があるため循環血液量《じゅんかんけつえきりょう》が［増加・減少］しやすい状況にあります。食べ過ぎ、飲み過ぎ、塩分過多などによる循環血漿量《じゅんかんけっしょうりょう》の［増加・減少］が静脈還流量《じょうみゃくかんりゅうりょう》を増やす結果、心拍出量が［増加・減少］し、血圧が上昇します。

その他には以下のような原因があります。

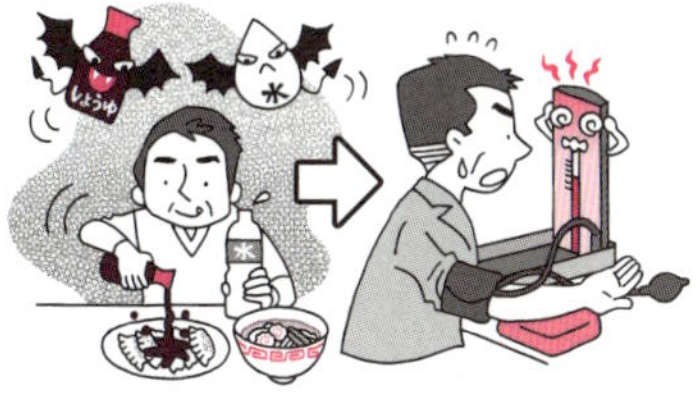

- 動脈硬化による血管抵抗性《けっかんていこうせい》の［増強・減弱］
- レニン - アンジオテンシン系の［亢進・抑制］
- 交感神経系、エンドセリンなどの昇圧《しょうあつ》ホルモンの［増加・減少］
- 睡眠時無呼吸症候群《すいみんじむこきゅうしょうこうぐん》

看護のポイント
高血圧は症状がないことも多いですが、血圧コントロールは大切です。

高血圧時の対応

- ドライウエイトの見直し
- 1 日の塩分摂取の制限［6 ・ 8 ・ 10］g
- 禁煙

看護のポイント
解消されない場合はレニン - アンジオテンシン系阻害薬《けいそがいやく》、カルシウム拮抗薬《きっこうやく》、α《アルファ》遮断薬《しゃだんやく》、β《ベータ》遮断薬《しゃだんやく》などの降圧薬を投与します。中でも、心臓や脳などの臓器保護効果があるレニン - アンジオテンシン系阻害薬が推奨されています。

高血圧になると、動脈硬化、心臓病、脳卒中、視力障害（眼底出血）などの原因にもなります。

実践編 ② 透析中の観察ポイントを理解する 3

習得のコツ 透析により急速に血中老廃物が除去されることで、溶質濃度にアンバランスが起きて発症します。

3 不均衡症候群《ふきんこうしょうこうぐん》

あてはまるほうを○で囲んでみよう！

不均衡症候群の原因と症状

透析によって急速に血中の老廃物が除去されることにより、血漿と組織中（体液コンパートメント）との溶質濃度《ようしつのうど》にアンバランスが生じるため発症します。[透析導入期・長期透析]、血《けつ》中《ちゅう》尿素窒素《にょうそちっそ》の［上昇・下降］が著しい急性腎不全例によくみられます。次のような症状が起こります。

- 中枢神経症状《ちゅうすうしんけいしょうじょう》：頭痛、悪心《おしん》、嘔吐《おうと》、視力障害、不安感、焦燥感《しょうそうかん》、けいれんなど
- 全身症状：全身倦怠感《ぜんしんけんたいかん》、血圧の上昇や下降、筋けいれん、不整脈など

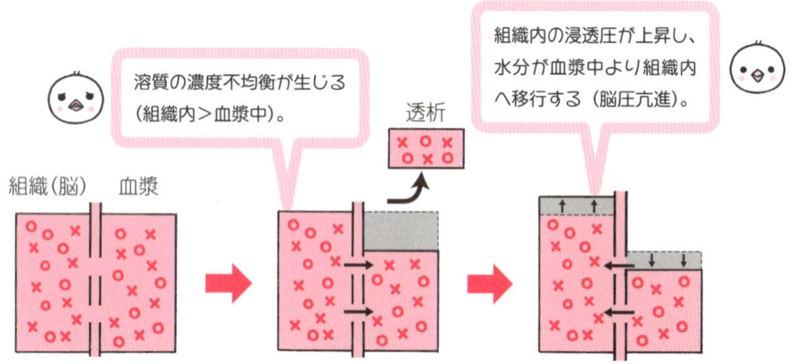
溶質の濃度不均衡が生じる
（組織内＞血漿中）。
組織内の浸透圧が上昇し、
水分が血漿中より組織内
へ移行する（脳圧亢進）。
透析
組織（脳）
血漿

不均衡症候群のメカニズム[5)]

不均衡症候群時の対応

軽症の場合、血液流量を落とすなどして透析効率を［上げて・下げて］様子をみます。症状が持続するなら、[頻回《ひんかい》で短時間・長時間］の透析スケジュールに変更します。食塩水、ブドウ糖液、グリセオール、マンニトールなどの浸透圧物質《しんとうあつぶっしつ》を投与することも有効です。高窒素血《こうちつそけつ》症《しょう》が著しくなる前に透析を導入します。膜面積《まくめんせき》の［大きな・小さな］ダイアライザで、[高血流・低血流]、[短時間・長時間]、透析を行います。

実践編 ② 透析中の観察ポイントを理解する 4

習得のコツ 局所の血流不良、L-カルニチン欠乏などが関与していると考えられています。

4 筋けいれん

あてはまるほうを○で囲んでみよう！

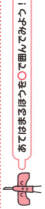

筋けいれんの原因

- 筋肉の血液循環不全
- 急速な除水《じょすい》や過大な除水
- ［高過ぎる・低過ぎる］ドライウエイト
- 血清カルシウム濃度やL《エル》-カルニチンの低下
- ［上肢・下肢］の閉塞性動脈疾患

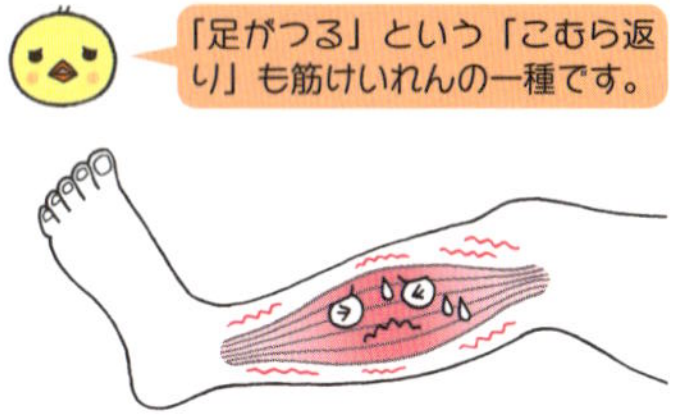
「足がつる」という「こむら返り」も筋けいれんの一種です。

筋けいれん時の対応

- 除水を一時停止したり、除水速度を下げたりする。
- ［温罨法《おんあんぽう》・冷罨法《れいあんぽう》］を行う。
- ふくらはぎでは足先を伸展《しんてん》させ、隆起《りゅうき》した筋肉をマッサージしてほぐす。
- 緊急補液を行う。
- L-カルニチンを補給する。
- 芍薬甘草湯《しゃくやくかんぞうとう》を内服する。

筋けいれんの予防方法

- 体重増加を抑えるため、日ごろから［水分制限・塩分制限］を指導する。
- 1回の除水量をドライウエイトの［7・10］%以上としない（できれば［3・5］%以下が望ましい）。体重増加が多いときには透析時間の延長を試みる。
- ドライウエイトの設定が［低過ぎる・高過ぎる］可能性について検討する。
- 血液濾過《けつえきろか》や血液濾過透析を試みる。

習得のコツ 薬剤名だけでなく、作用や副作用と併せて覚えましょう。

1 透析患者によく使われる薬剤

[　　] に合う語を選んで書き込んでみよう！ 沈降炭酸カルシウム　炭酸ランタン水和物　セベラマー塩酸塩　ビキサロマー　ナトリウム　カルシウム

リン吸着薬　リン吸着薬は、リンが消化管から吸収されるのを抑えるために使用します。

一般名	商品名	特徴・作用	服薬指導	副作用
[沈降炭酸カルシウム]	カルタン®	水に溶けず、胃酸で溶かしリン酸カルシウムを生成し、糞便に排泄される。	服薬量は1日3gまでが推奨されている。食直前、食中、食直後に服用する。	高カルシウム血症、便秘
[セベラマー塩酸塩]	レナジェル® フォスブロック®	カルシウムを含まず、陰イオンを持つリン酸と結合し糞便に排泄される。	食直前の内服が多いが、食中や食直後でも問題ない。	便秘、腹部膨満感
[ビキサロマー]	キックリン®	水分で膨張せず、塩酸放出がないため、リンを下げる効果は弱い。		便秘（軽度）
[炭酸ランタン水和物]	ホスレノール®	アルミニウムやカルシウムを含まず、食物中のリン酸と不溶性の複合体を形成し、糞便に排泄される。リンを下げる効果は強い。	チュアブル錠のため、噛み砕き粉砕しなければ、効果を得ることができない。顆粒製剤もある。副作用予防のためには、食直後に服用する。	吐き気、胃部不快感

カリウム抑制薬　血清カリウム値が 6 mEq/L 以上の場合に使用します。

陽イオン交換樹脂
- 一般名：[カルシウム] 型陽イオン交換樹脂　商品名：アーガメイト®ゼリー、カリメート®
- 一般名：[ナトリウム] 型陽イオン交換樹脂　商品名：ケイキサレート®

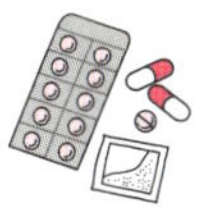

看護のポイント　アーガメイト®ゼリーはゼリー状で飲みやすくなっていますが、カリメート®やケイキサレート®が服用しづらい場合などは、便秘を防ぐために用いられる D-ソルビトール液に懸濁《けんだく》して（混ぜて）一緒に服用するなどの工夫をすると服用しやすくなります。

[　　] に合う正しい語を選んで書き込んでみよう！
エポエチンベータペゴル　エリスロポエチン製剤　ダルベポエチンアルファ　カルシウム拮抗薬　カルシウム吸着薬　ヘモグロビン　ヘマトクリット　凝固薬　利尿薬　増強　減弱　α　β　1　2　3　4

ESA《イーエスエー》製剤《せいざい》

ESA 製剤は腎性貧血を改善する薬です。赤血球《せっけつきゅう》産生促進作用《さんせいそくしんさよう》を持つ薬剤を総称して、赤血《せっけつ》球《きゅう》造血刺激因子《ぞうけつしげきいんし》（ESA）製剤とよびます。[ヘモグロビン] では 10～11g/dL、[ヘマトクリット] では 30～33%を目標に投与します。ネスプ®とミルセラ®は持続効果が長いため、月 [1]～[2] 回の投与で管理できるようになりました。

一般名	商品名	半減期
[エリスロポエチン製剤]	エポジン® エスポー®	静注 10 時間 皮下注 20 時間
[ダルベポエチンアルファ]	ネスプ®	静注 40 時間 皮下注 80～100 時間
[エポエチンベータペゴル]	ミルセラ®	静注、皮下注ともに 168～217 時間

降圧薬

降圧薬は血圧を下げる薬です。作用機序別《さようきじょべつ》に、末梢血管抵抗《まっしょうけっかんていこう》を下げる作用（血管拡張作用《けっかんかくちょうさよう》）があるレニン-アンジオテンシン系阻害薬（ACE《エーシーイー》阻害薬とARB《エーアールビー》）、[α《アルファ》] 遮断薬《しゃだんやく》、[カルシウム拮抗薬《きっこうやく》]、心拍数を減らす [β《ベータ》] 遮断薬、循環血液量を減らす [利尿薬] に分類されます。透析治療の第一選択として用いられるのは、アンジオテンシンⅡ受容体拮抗薬《じゅようたいきっこうやく》（ARB）、アンジオテンシン変換酵素（ACE）阻害薬、[カルシウム拮抗薬]、[利尿薬] の4種類となります。

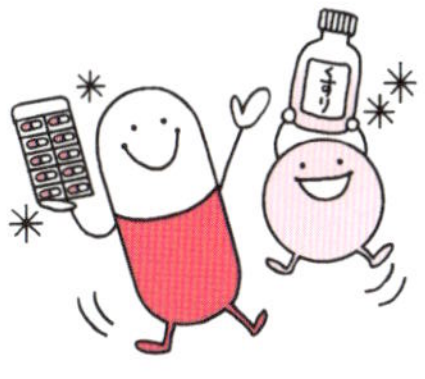

看護のポイント

カルシウム拮抗薬は、グレープフルーツと一緒に服用すると効果が [増強] してしまうので注意しましょう。

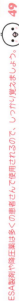

習得のコツ 薬剤投与の際は、血液検査データもチェックしましょう。

2 透析で抜けやすい薬と抜けにくい薬

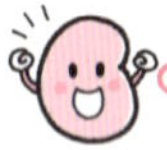

[　　] に合う正しい語を選んで書き込んでみよう！ 除去されにくい 除去されない 除去される 末梢循環 そう痒症 蛋白 分子量 貧血 水溶 脂溶 早い 遅い

透析における薬剤の除去性

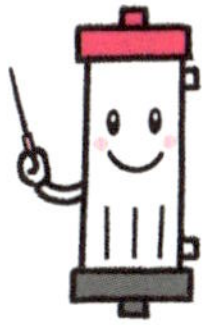

薬剤は［水溶《すいよう》］性と［脂溶《しよう》］性に分けられ、透析で除去されやすいのは［水溶］性です。また［分子量］が 1,500 以上の薬剤は除去されにくいですが、ダイアライザの膜の吸着特性によっても除去性は変化します。［蛋白《たんぱく》］と結合しやすい薬剤や、血中から組織への移行が［早い］薬剤は除去されにくくなります。透析では、ダイアライザで除去されないように、ダイアライザの出口から静脈側チャンバ間にあるニードルレスポート、もしくは静脈側チャンバの薬液注入ラインから投薬します。

目的	薬効	商品名	透析の除去性
［貧血　　］の改善	ESA 製剤	エポジン®、エスポー®、ネスプ®、ミルセラ®	［除去されない］
	鉄剤	フェジン®、フェリコン®	［除去されない］
二次性副甲状腺機能亢進症の予防	活性型ビタミンD_3製剤	オキサロール®、ロカルトロール®	［除去されにくい］
	骨代謝薬	エルシトニン®	［除去されにくい］
	カルシウム受動体作動薬	パーサビブ®	［除去される］
［そう痒《よう》症］の改善	肝臓疾患・アレルギー用薬	強力ネオミノファーゲンシー®	［除去されにくい］
栄養補給	アミノ酸製剤	ネオアミユー®、キドミン®	［除去される］
	糖液	ブドウ糖	［除去される］
	脂肪製剤	イントラリピッド®	［除去されない］
［末梢循環］の改善	プロスタグランジン製剤	パルクス®、リプル®	透析膜による

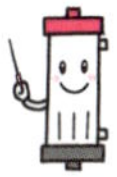

習得のコツ しっかり透析ができていることが重要です。

1 透析が効果的に行われているかを確認する検査

[　　] に合う正しい語を選んで書き込んでみよう！ 月　火　金　土　8　10　13　15　20　40　60　90　110　上がった　下がった　高め　低め　低い　高い　透析効率　良い　悪い　多い　少ない　透析前　透析後　尿毒素物質

基本の検査データ

月・水・金の透析患者さんなら［ 月 ］曜日
火・木・土の透析患者さんなら［ 火 ］曜日

透析における基本的なデータは、透析と透析の間が一番空いた日の透析開始時に採血したデータになります。

クレアチニン（Cr）

基準値［男性：1 0 ～1 5］mg/dL
［女性： 8 ～1 3］mg/dL

筋肉から産生される物質で筋肉の［多 い］人ほど［高 め］になります。

血中《けっちゅう》尿素窒素《にょうそちっそ》（BUN）

基準値［6 0 ～9 0］mg/dL

体にたまる老廃物《ろうはいぶつ》の代表格で、たんぱく質がエネルギーとして体内で“燃やされた”あとに残るカスです。たんぱく質の摂り過ぎや［透 析 効 率］が悪い（透析不足）時やエネルギー不足時にも高くなります。

理解のポイント

- 透析効率とは１回の透析でどれだけ［尿毒素物質《にょうどくそぶっしつ》］を除去できるかということです。
- ［尿 毒 素 物 質］が透析前に比べ透析後にどれだけ［下 が っ た］かが透析効率になり、前に比べ後の値が［低 い］ほど効率が［良 い］ことになります。
- 透析患者さんは透析をしない日が一番長く空いた日の［透 析 前］が［尿 毒 素 物 質］の蓄積が多く、データが一番［悪 い］状態になり、その状態を把握するため採血は週初めに行います。

習得のコツ カリウム、アルブミンの役割を理解しよう！

2 食生活が適切かを確認する検査

[　　] に合う語を選んで書き込んでみよう！ 3.5　3.6　5.1　5.5　6　さまざまな物質の運搬　喫食量の低下　手足や唇のしびれ　脱力感　不整脈　心停止　浮腫　異化亢進　体蛋白異化亢進　透析不足　消化管出血　たんぱく質　血中の膠質浸透圧の維持　エネルギー不足　野菜　果物

カリウム（K）

カリウムの基準値は［3 . 6 ～ 5 . 5］mEq/L です。腎機能が低下すると尿中にカリウムがうまく排泄されず、血中カリウム濃度が上昇します。さまざまな食材に含まれており、とくに［野 菜］や［果 物］に多く含まれます。

血中のカリウム濃度が上昇すると［手 足 や 唇 の し び れ］、［脱力感《だつりょくかん》］、［不 整 脈］を起こし、最悪の場合［心 停 止］の危険があります。高カリウム血症のコントロールは十分な透析量の確保、食事からのカリウム制限が非常に重要です。

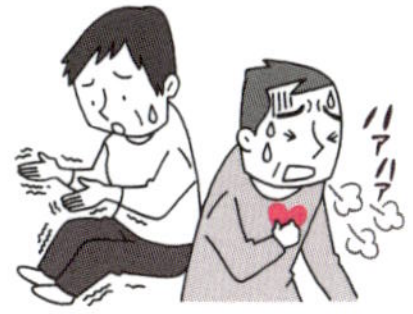

観察のポイント カリウム値はエネルギー不足による体の［異化亢進《いかこうしん》］、［透 析 不 足］、［消 化 管 出 血］などによっても上昇します。

アルブミン（Alb）

アルブミンの基準値は［3 . 5～5 . 1］g/dL です[8]。患者の生命予後を判断する指標の１つです。食事から摂取した［た ん ぱ く 質］を材料として肝臓でつくられます。血清蛋白の約［ 6 ］割を占めており、血液や筋肉などに多く、細胞を助ける働きをしています。

アルブミンの役割は主に［さ ま ざ ま な 物 質 の 運 搬］と［血 中 の 膠質浸透圧《こうしつしんとうあつ》 の 維 持］です。アルブミンが低下すると血液は一定の浸透圧を保つため、血管外に水分が漏出することで［浮腫《ふしゅ》］が出現します。

観察のポイント

- ［喫食量《きっしょくりょう》 の 低 下］、食事バランスの悪化、［エ ネ ル ギ ー 不 足］などによりアルブミンが低下します。
- ［透 析 不 足］による尿毒症《にょうどくしょう》状態の持続により、［体蛋白異化亢進《たいたんぱくいかこうしん》］によってもアルブミンが低下します。

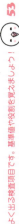

習得のコツ 貧血の基準値を理解しましょう。

3 貧血状態を確認する検査[9]

[　] に合う語を選んで書き込んでみよう！ 10 11 12 30 33 36 赤血球の割合（%） 比較的若年者 脳梗塞 心筋梗塞 ヘモグロビン（血色素）

ヘモグロビン（Hb）

基準値［1 0 ～ 1 1］g/dL

血液中の赤血球に含まれる［ヘ モ グ ロ ビ ン （血 色 素《けっしきそ》）］の量を示します。

ヘマトクリット（Ht）

基準値［3 0 ～ 3 3］%

血液中の［赤 血 球 の 割 合 （ % ）］を示します。

観察のポイント

- 活動性が高く動脈硬化《どうみゃくこうか》のない［比 較 的 若 年 者］は、Hb：［1 1 ～ 1 2］g/dL、Ht：［3 3 ～ 3 6］%を基準とします。
- 動脈硬化の強い高齢の患者は貧血を改善し過ぎると、［脳 梗 塞］や［心 筋 梗 塞］などを起こしやすくなるため、Hb:10～11g/dL、Ht：30～33%を基準とします。

習得のコツ 骨の代謝にかかわる検査項目について知ろう！

4 骨の代謝異常が起こっていないかを確認する検査

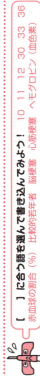

[　] に合う語を選んで書き込んでみよう！ 3.5 6.0 8.4 10.0 60 240 便秘 腸閉塞 関節 血管 しびれ かゆみ 動脈硬化 石灰化 CKD-MBD 活性型ビタミン D_3

補正《ほせい》カルシウム（補正 Ca）

基準値［8 . 4 ～ 1 0 . 0］mg/dL

増加すると［し び れ］、［便 秘］、［腸 閉 塞《ちょうへいそく》］、ひどい場合は意識障害が起こります。腎機能が低下するとカルシウムの吸収を助ける［活 性 型《かっせいがた》ビ タ ミ ン D_3］が分泌されないため、低カルシウム血症となります。

観察のポイント

- 低アルブミン（Alb）血症（4.0g/dL 未満）がある場合には実測の Ca の値より低めになるため、「補正 Ca 濃度＝実測 Ca 濃度＋（4 − Alb 濃度）」の計算式で補正しこれを指標とします。
- Alb＞4のときには補正の必要はありません。

リン（P）

基準値［3 . 5 ～ 6 . 0］mg/dL

増加すると骨がもろくなり［関 節］や周囲の［血 管］が硬くなり、［石 灰 化《せっかいか》］を起こします。［か ゆ み］や［動 脈 硬 化］の原因にもなります。

インタクト PTH

基準値［6 0 ～ 2 4 0］pg/mL

骨は無機質《むきしつ》な塊《かたまり》ではなく、骨折しても治癒するように活発に代謝を行っています。透析患者に起こる骨障害を総称し［C K D - M B D］といいます。

予備知識 副甲状腺《ふくこうじょうせん》は甲状腺の裏側に位置する米粒大の臓器で、一般に４つあり上皮小体《じょうひしょうたい》とも呼ばれ、副甲状腺ホルモン（PTH）を分泌しています。PTH は破骨細胞《はこつさいぼう》に作用し骨を溶かして（骨吸収《こつきゅうしゅう》）、血中にカルシウムを導き、血中カルシウム濃度を上昇させる作用があります。

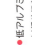

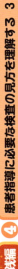

習得のコツ 採血項目以外の検査データについて知ろう！

5 血液検査以外で注意したい検査

［　］に合う語を選んで書き込んでみよう！ 1 2 3 4 5 8 20 以下 50 以下 除水後 浮腫 胸郭 心臓 高齢者 心臓疾患 たんぱく質量 水分量 筋肉量 大きく 前回透析後体重 割合 ドライウエイト

ヒト心房性《しんぼうせい》ナトリウム利尿《りにょう》ペプチド（hANP《ハンプ》）

定期的に測定されることはありませんが、体内の水分量を敏感に表す値で、透析中の除水に伴い速やかに低下するため、ドライウエイト（DW）が適切かどうか判断するのに有用です。

基準値［5 0 以下］pg/mL（透析後の値）[10]

注意値：透析後採血値
100pg/mL 以上 ➡ DW を下げる！
25pg/mL 以下 ➡ DW を上げる！

脳性《のうせい》ナトリウム利尿ペプチド（BNP）

心臓に負担がかかると心臓（主に心室）から血液に分泌されるホルモンで、数値が高いほど心臓に負担がかかっているといえます。透析中の除水によって低下しますが変化は小さく、DW の判断よりも心疾患の進行度を調べるのに有用です。

基準値［　２０ 以 下　］pg/mL[10]

心臓超音波検査（心エコー）

超音波装置を用いて、心臓の様子を画像に映し出して診断する検査です。

検査目的：①心臓の形の異常を発見する形態的診断
②心臓の働きをみる機能的診断

異常な場合に疑われる病気
- 心肥大《しんひだい》
- 心筋梗塞《しんきんこうそく》
- 拡張型心筋症《かくちょうがたしんきんしょう》
- 先天性の心疾患
- 各種の弁膜症《べんまくしょう》
- 弁狭窄症《べんきょうさくしょう》など
- 心拡大

hANP は DW が適切か評価する指標ですが、DW は臨床での症状、患者さんの状態など総合的に判断すべきであり、hANP だけを頼りにするのはよくありません。

InBody（生体電気インピーダンス法：BIA 法） InBody とは微弱電流を体に流し、その電気抵抗の差で［水 分 量］や脂肪量を測定する装置です。［除 水 後］の［浮腫《ふしゅ》］率を確認することで DW が適正かどうかを判断する指標の１つです。

観察のポイント ［筋 肉 量］や［た ん ぱ く 質 量］なども確認できるため、栄養状態や QOL の指標としても活用できます。

心胸比《しんきょうひ》（CTR） 心胸比とは胸部 X 線写真上で［胸郭《きょうかく》］の幅に対する［心 臓］の幅の［割 合］のことです。目標値は 50%程度となります[11]。余分な水分が体にたまると、数値が［大 き く］なるため DW を決める指標の１つとして使用されています。

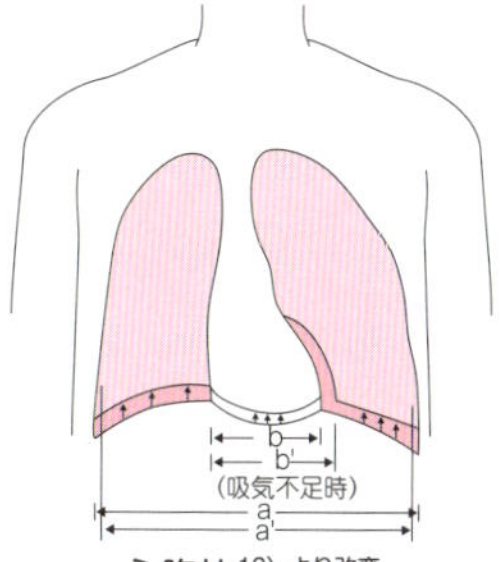

心胸比[12] より改変

a、a'：胸郭横径
b、b'：心横径

心胸比（深吸気時）＝ $\frac{b}{a}\times100\%$

心胸比（吸気不足時）＝ $\frac{b'}{a'}\times100\%$

観察のポイント
［高 齢 者］や［心 臓 疾 患］のある患者は基準より多少大きくなることがあります。

体重増加 体重増加量は透析前の体重から DW を引いた差分の増加量です。塩分［　8　］g を摂取すると、体内の塩分濃度を保とうとして無意識に 1L の水分を摂取するといわれています。そのため体重は［　1　］kg 増加することとなります。透析間の体重増加が多いと、1 回除水量が多くなり心臓への負担が大きくなります。

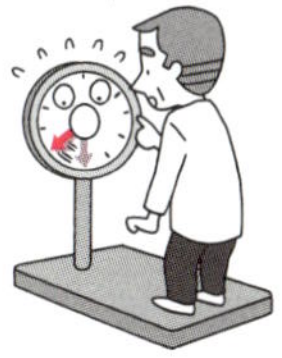

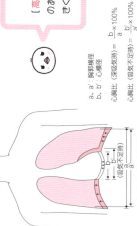

体重増加率の目安　中１日［ 2 ～ 4 ］%　　中２日［ 3 ～ 5 ］%
算出式：体重増加率（%）
＝（透析前体重－［前 回 透 析 後 体 重］）÷［ド ラ イ ウ エ イ ト］× 100

DW 検討や、状態確認に必要な項目です。測定・計算方法を覚えましょう。

習得のコツ 実践編にある視診・聴診・触診（p.35）はモニタリング法の基本と位置付けられています。

6 アクセス管理

［　　］に合う語を選んで書き込んでみよう！　ピロー　止血時間　狭窄　静脈圧　腫脹　定期的　機能評価　機能不全

透析患者にとってバスキュラーアクセス（VA）は命綱《いのちづな》ともいえます。そのため毎日のVA機能のモニタリング・サーベイランスは、VAトラブルの予防・早期発見・早期治療に大変重要な意味を持ちます。医療スタッフがモニタリング・サーベイランスに関する知識を持ち、患者への指導や透析ごとのモニタリングをきちんと行えることが大変重要です。

VA機能のモニタリング
➡［機能不全］を検出するために毎透析時の観察結果を評価すること
VA機能のサーベイランス
➡［定期的］に特定の検査法で［機能評価］を行うこと

VA機能のモニタリングの実際　具体的なモニタリング方法としては、シャントスリル、シャント雑音、シャント静脈全体の触診（［狭窄《きょうさく》］部位確認）、［ピロー］部の状態確認、［止血時間］の延長、シャント肢の［腫脹《しゅちょう》］、脱血不良《だっけつふりょう》、不整脈、［静脈圧］の上昇、透析後半1時間での血流不全の有無・変化を評価します。これらを点数化し客観的に評価する1つの方法としてバスキュラーアクセススコアリング（VAS）があります。

VA機能のサーベイランスの実際　超音波希釈法《ちょうおんぱきしゃくほう》・超音波ドプラー法・クリットライン法・熱希釈法によるVAの血流量測定や、超音波検査などによって行います。

VAの機能評価（上腕《じょうわん》動脈血流量・血管抵抗係数：RI・平均血流量）・形態評価を非侵襲的《ひしんしゅうてき》に行うことができ、狭窄部位の確認にも有用です。

VAの血流量はガイドラインに基準値があり、観察の判断基準に用いられます。

	AVF	AVG
アクセス血流量	500mL/分未満	650mL/分未満
ベースの血流量との比較	20%以上減少	

どちらかがみられれば血管狭窄の可能性あり

日常のモニタリングは、会話の中にもたくさんヒントが隠されています。患者さんとのコミュニケーションをたくさんとるようにしましょう。

習得のコツ 大切なVAを長く使っていただくために、観察力を高める努力をしましょう。

［　　］に合う語を選んで書き込んでみよう！　正常　異常　静脈　動脈　血栓　血小板　内壁　インターベンション

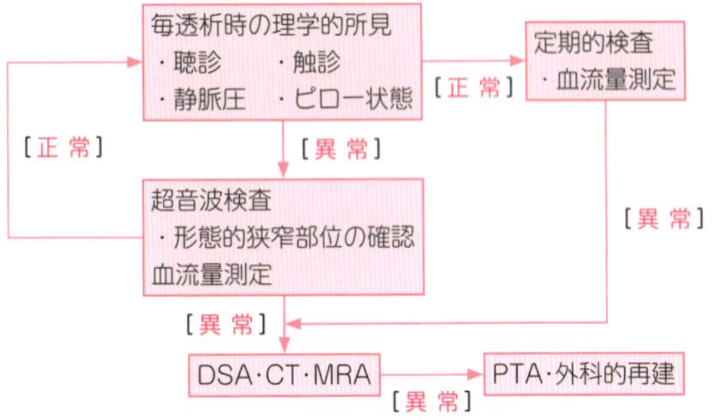

VA機能モニタリング・サーベイランスのフローチャート[13]

血管が狭くなる原因と治療

原因①繰り返し針を刺すところが狭くなる
毎透析時に同じ血管に穿刺し、止血を繰り返すことで、少しずつ［血小板］の作用や［血栓］などにより血管が狭くなっていきます。

原因②血液の流れが影響して狭くなる
動脈と静脈をつなぐことにより、本来弱い組織である［静脈］の壁に［動脈］の強い血圧がかかり、静脈の［内壁］が厚くなることによって血管が狭くなっていきます。

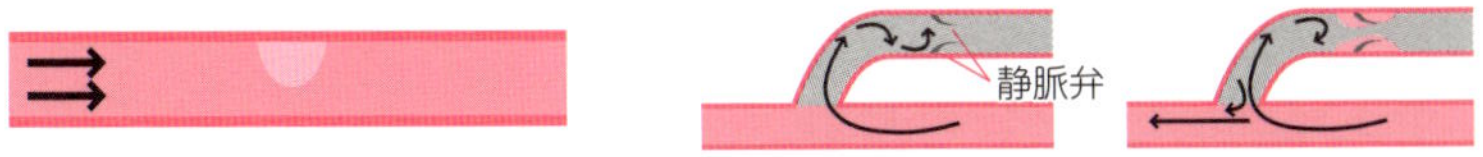

血液の乱流・過剰血流　内膜の肥厚による狭窄

血管が狭くなり、十分な血流を保てなくなると透析が良好にできなくなってしまいます。このような場合、［インターベンション］治療や、手術による治療を行います。

治療法を知り説明できるようにすることで、患者さんからの信頼を得ましょう。

習得のコツ 検査項目の基準値を覚えましょう！

7 透析患者の検査データ基準一覧[8、10)]

[　　] に合う語を選んで書き込んでみよう！ グリコアルブミン クレアチニン hANP インタクト 血中尿素窒素 CTR アルカリフォスファターゼ C反応性蛋白 Kt/V 副甲状腺 プロトロンビン 低比重リポ蛋白

	項目	略語	基準値
透析効率	[血中尿素窒素《けっちゅうにょうそちっそ》]	BUN	60～90mg/dL
	[クレアチニン]	Cr	男性　10～15mg/dL
			女性　8～13mg/dL
	標準化透析量	[Kt / V《ケーティーオーバーブイ》]	1.2 以上
	尿酸《にょうさん》	UA	3.2～8.4mg/dL
	カリウム	K	3.6～5.5mEq/L
貧血	ヘモグロビン	Hb	10～11g/dL
	ヘマトクリット	Ht	30～33%
水分・塩分	心胸比	[CTR《シーティーアール》]	50%程度
	ナトリウム	Na	135～145mEq/L
	ヒト心房性ナトリウム利尿ペプチド	[hANP《ハンプ》]	HD 後　50pg/mL 以下
CKD-MBD	補正カルシウム	補正 Ca	8.4～10.0mg/dL
	リン	P	3.5～6.0mg/dL
	補正カルシウム・リン積	補正 Ca × P	55 以下
	[インタクト] PTH ([副甲状腺] ホルモン)	i-PTH	60～240pg/mL
	[アルカリフォスファターゼ]	ALP	80～260IU/L
感染	白血球	WBC	3,500～10,000/μL
	[C反応性蛋白]	CRP	0.1mg/dL 以下
その他	アルブミン	Alb	3.5～5.1g/dL
	[低比重リポ蛋白] コレステロール	LDL-C	120mg/dL 未満

その他	[プロトロンビン] 時間国際標準比	PT-INR	2.0 前後
	マグネシウム	Mg	1.5～2.5mg/dL
	グリコヘモグロビン	HbA1c	優　＜6.2
			良　6.2～6.9
			可　6.9～8.4
			不可　＞8.4
	[グリコアルブミン]	GA	腎機能正常の糖尿病患者 11～16%
			HD 患者　＜20%
			心血管イベントの既往を有し低血糖傾向のある HD 患者　＜24%

基準値は施設によっても考え方が異なるため、この限りではありません。

習得のコツ 経験豊富な透析歴の長い患者さんから、食事の工夫内容を聞くことも学びになります。

1 透析患者の栄養指導の基本

[　　]に入る正しい語を選んで書き込んでみよう！ クレアチニン　たんぱく質　尿素窒素　栄養素　カリウム　むくみ　高血圧　心臓　腎臓　抑制　促進　水分　塩分

食事療法の目的

透析療法《とうせきりょうほう》が［腎 臓］の働きをすべて代行《だいこう》してくれるわけではないので、食事による調節が必要となります。透析導入後に［た ん ぱ く 質］、塩分、［カ リ ウ ム］、リンなどを調整することにより、腎臓のさらなる機能低下を［抑制《よくせい》］し、透析から透析の間の体調を整え、透析中の負担を軽減させることが食事療法の目的です。

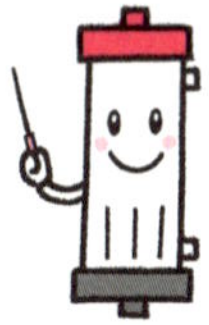

栄養指導のポイント

- たんぱく質を摂り過ぎると、腎臓からしか排泄されない［尿素窒素《にょうそちっそ》］や［ク レ ア チ ニ ン］などが体内に多くたまり、体に大きな負担となります。
- 塩分を摂り過ぎると［む く み］や［高 血 圧］の原因につながるため、制限が必要となります。
- 食事のすべてを制限してしまうと、必要な［栄 養 素］も不足してしまい、体調不良の原因となります。

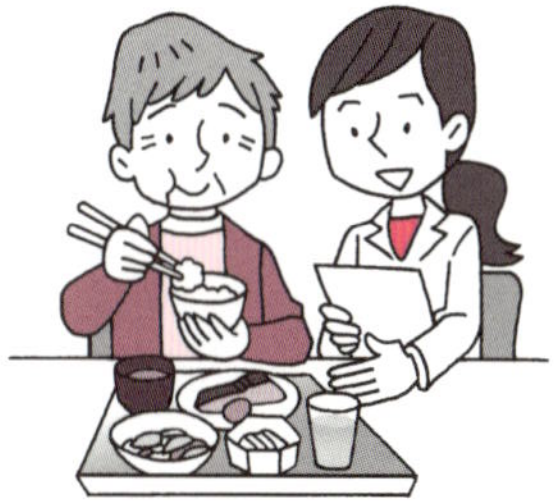

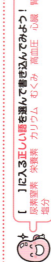

腎臓の機能が低下していくと、健康なときは何の問題もなく排泄されていたものが排泄されにくくなり、体全体に悪い影響を及ぼします。

習得のコツ 食事療法の意義と正しい方法を理解し、実践していくことが大切です。

[　　]に入る語を選んで書き込んでみよう！ エネルギー　アミノ酸　産生　摂取　同化　異化　過剰　不足　尿素　筋肉　血液　小腸

たんぱく質の代謝

たんぱく質は、体内のアミノ酸プールから常につくられる［同 化《どうか》］と、壊す［異 化《いか》］を繰り返して人体を構成しており、一部のアミノ酸は分解され、［尿 素《にょうそ》］として体外に排泄されます。

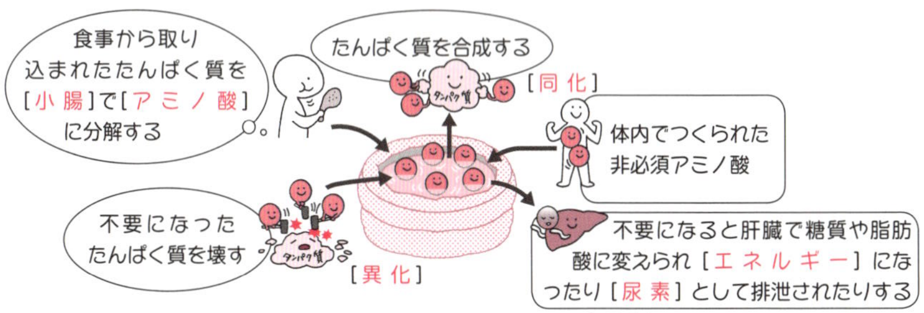
食事から取り込まれたたんぱく質を［小 腸］で［ア ミ ノ 酸］に分解する
たんぱく質を合成する
［同 化］
体内でつくられた非必須アミノ酸
不要になったたんぱく質を壊す
［異 化］
不要になると肝臓で糖質や脂肪酸に変えられ［エ ネ ル ギ ー］になったり［尿 素］として排泄されたりする

アミノ酸プール（遊離アミノ酸）[15] より改変

栄養状態の評価方法

- 蛋白異化率《たんぱくいかりつ》（PCR）：体内で分解された蛋白（アミノ酸）の量を表しています。同化と異化のバランスが取れているときの、蛋白の壊される速さはつくられる速さに等しく、また、蛋白がつくられる速度はたんぱく質［摂 取］量に等しくなります。
- 標準化蛋白異化率（nPCR）：蛋白異化率をその患者の体重で割った値を示します。
- クレアチニン産生速度《さんせいそくど》：透析前後の血中に含まれるクレアチニンの濃度を表します。クレアチニンは［筋 肉］中のクレアチンの代謝によって生成される老廃物《ろうはいぶつ》で腎臓から尿に排泄されますが、腎臓が機能しない場合には［血 液］中に残留《ざんりゅう》します。

栄養指導のポイント

- PCRは、たんぱく質［摂 取］量の指標になります。
- nPCRが0.9以下の場合はたんぱく質摂取量が［不 足］している、1.2以上の場合はたんぱく質摂取が［過 剰］であると評価します。
- クレアチニンの［産 生《さんせい》］量は、栄養状態や［筋 肉］量の指標となります。

習得のコツ 薄味に慣れるまで時間がかかりますが、減塩方法をいろいろと試し、少しずつ慣れるよう患者さんに説明することが大切です。

［　］に入る正しい語を選んで書き込んでみよう！ 基礎代謝量　ミネラル　ビタミン　活動量　透析　糖質　脂質　嗜好　1,000　2,000　15　20　25　30　35　50　60　70　0.9　1.0　1.2　6　7

透析食

透析食は制限食ではありません。工夫とバランスで食べる食事です。一定の食事基準の範囲内で、患者の［嗜好《しこう》］や生活状況に合わせた食事を工夫し、選択していくことが大切です。

血液透析（週3回）の1日当たりの食事摂取基準[16)] 患者個々によって必要栄養量は異なります。

- エネルギー：［３０］～［３５］kcal/kg
- たんぱく質：［０．９］～［１．２］g/ 標準体重 kg
- 食塩：［ 6 ］g 未満
- 水分：できるだけ少なく
- カリウム：［２，０００］mg 以下
- リン：たんぱく質（g）×［１５］mg 以下

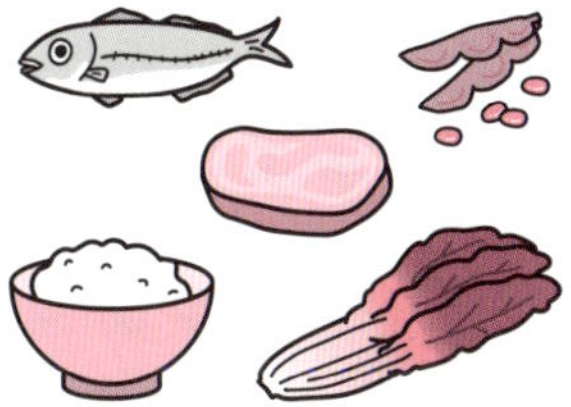

透析食のポイント①（バランスの良い食事）

［糖質］と［脂質］は体を動かす力のもととなり、たんぱく質は血や肉になります。［ミネラル］や［ビタミン］は体の調子を整えてくれます。これらの栄養素を適切な比率で摂ることにより、バランスの良い食事となります。たんぱく質 12 ～ 18%、炭水化物［５０］～［７０］%、脂質［２０］～［２５］%の割合になるように摂取します。

栄養指導のポイント 食事は１日３回規則正しく摂り、朝食を抜いたり、夜食を習慣的に食べたりしないよう説明しましょう。

透析食のポイント②（消費量に合った十分なエネルギー摂取）

安静にしていても心臓を動かしたり、呼吸や体温を維持したりするために消費されるエネルギーを［基礎代謝量《きそたいしゃりょう》］といいます。これに加え、［活動量］と［透析］によりエネルギーが消費されるため、消費量に見合ったエネルギーが必要となります。

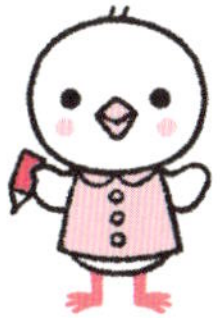

習得のコツ カリウム、リン、塩分の多い食品の一覧表を持ち歩くと便利です。

［　］に入る語を選んで書き込んでみよう！ カルシウム　アミノ酸　不整脈　むくみ　老廃物　心臓　水分　血圧　5　6

透析食のポイント③（適量なたんぱく質摂取）

透析を行うことによって、たんぱく質が［アミノ酸］として１回に［ 5 ］～［ 6 ］g 程度失われるので、普段から良質のたんぱく質を適切に摂取することが大切です。とくにたんぱく質は不足していても過剰であっても栄養障害《えいようしょうがい》を引き起こします。不足している場合は、［むくみ］や抵抗力の低下、過剰な場合は体内に［老廃物《ろうはいぶつ》］を蓄積することになります。

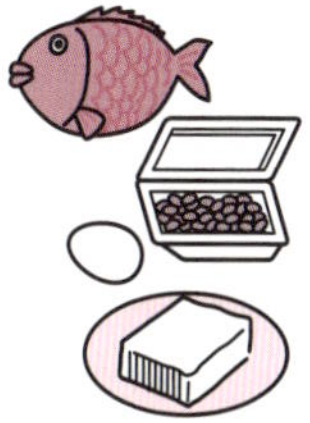

栄養指導のポイント 食品の選び方は、動物性と植物性のたんぱく質食品を、それぞれ１日１品は取り入れるようにしましょう。

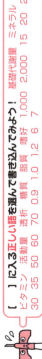

透析食のポイント④（カリウムとリンを摂り過ぎない）

血中のカリウム濃度が高くなり過ぎると非常に危険で、［不整脈《ふせいみゃく》］が起こったり、［心臓］が止まったりすることがあります。また、リンは体内のカルシウムと結合して骨や歯を丈夫にします。腎機能が衰えると血中にリンがたまり、体はバランスを保つために骨から［カルシウム］を取り出すため、骨がもろくなります。また、リンやカルシウムの代謝バランスが崩れると血管の石灰化が起き、動脈硬化を引き起こす可能性もあります。

そのため、カリウムやリンの摂取量を減らすことが必要となります。

透析食のポイント⑤（塩分を摂り過ぎない）

塩分を多く摂取するとのどが渇き、［水分］が欲しくなります。また、塩分は［血圧］のコントロールの上でも重要です。

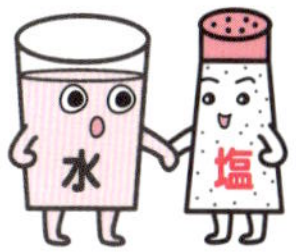

栄養指導のポイント 塩分摂取量と併せて、透析間の体重増加も大切な指標となります。

習得のコツ 患者さんのしたいこと、嗜好、食環境などを把握し、患者自ら実行できるように方向付けをしていくことが重要です。

［　　］に入る語を選んで書き込んでみよう！ 栄養成分　おかず類　調味料　買い物　作る　傾聴　調理　高い

食事指導継続のポイント①（家族の理解）

食事管理は食べる側も［作る］側も透析食を理解する必要があります。

栄養指導のポイント 生活背景を把握して［調理］の状況を聞き出しましょう。調理者には［買い物］の仕方などを説明します。

食事指導継続のポイント②（できることから始める）

いきなり［高い］目標を設定するのではなく、「これならできそう」と思える方法を提案し、達成できたら次の目標を設定してステップアップしていきます。

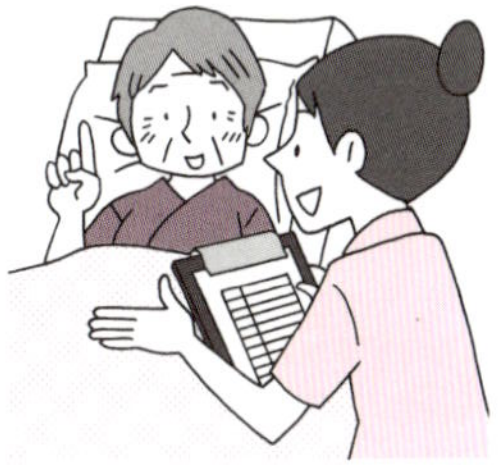

栄養指導のポイント 数多くの選択肢から、患者に合った指導を行うことが食事療法成功のコツです。

食事指導継続のポイント③（治療用特殊食品の活用）

エネルギー調整食品《ちょうせいしょくひん》や食塩調整食品《しょくえんちょうせいしょくひん》を利用すると無理なくエネルギー補給や塩分調整ができます。［調味料］や副食の［おかず類］の形態になっているので使用しやすいです。

食事指導継続のポイント④（治療食の宅配サービスを利用）

多忙な毎日を送っている人にとって宅配サービスは非常に便利です。［栄養成分］がコントロールされた食事を作ることが困難な人には質の高いサービスとなります。

栄養指導のポイント 透析導入時は患者さんも家族も透析食について知らないことばかりなので、宅配食を利用することで不安が安心に変わります。

食事指導継続のポイント⑤（継続した栄養相談）

「指導される」と思うと身構えてしまうため、素直な内容を聞き取ることができません。患者の話をじっくり聞き、［傾聴《けいちょう》］・共感《きょうかん》の姿勢でかかわります。

習得のコツ 偏った食事をしていることがあるので、バランスよく摂れているか、調理方法や調味料についても確認しましょう。

2 炭水化物、たんぱく質、脂質の食事のポイント

［　　］に入る語を選んで書き込んでみよう！ エネルギー源　アミノ酸　老廃物　調味料　揚げ物　焼き物　炒め物　大豆類　動物　植物　豆類　いも類　麺類　筋肉　上昇　魚

炭水化物　炭水化物は、体内で主に［エネルギー源］となります。ごはんやパンなどの穀類《こくるい》の主食《しゅしょく》は毎回しっかり摂取することが重要です。

栄養指導のポイント ［麺類《めんるい》］は水分、塩分の摂り過ぎにならないように、［いも類《るい》］・［豆類《まめるい》］はカリウムが多くなり過ぎないよう注意するように説明します。

たんぱく質

たんぱく質は、血液や［筋肉］を構成する重要な栄養素で、［魚］、肉、卵、乳類、［大豆類《だいずるい》］などがおもな供給源《きょうきゅうげん》です。摂り過ぎると、［老廃物《ろうはいぶつ》］が体の中に蓄積《ちくせき》され、尿《にょう》素窒素《そちっそ》、リン、カリウムなどの値が［上昇］します。栄養障害を引き起こさないようにするために、［アミノ酸］スコアの高い（100 に近いものほどアミノ酸バランスが良い）良質なたんぱく質を中心に適量を摂取するようにします。

脂質

脂質は、三大栄養素の中でもっとも大きなエネルギー源です。［焼き物］、［炒め物］、［揚げ物］の順にエネルギー量が増えます。ドレッシングやマヨネーズなどの［調味料］を利用すると油を多めに摂ることができ、エネルギーアップにつながります。

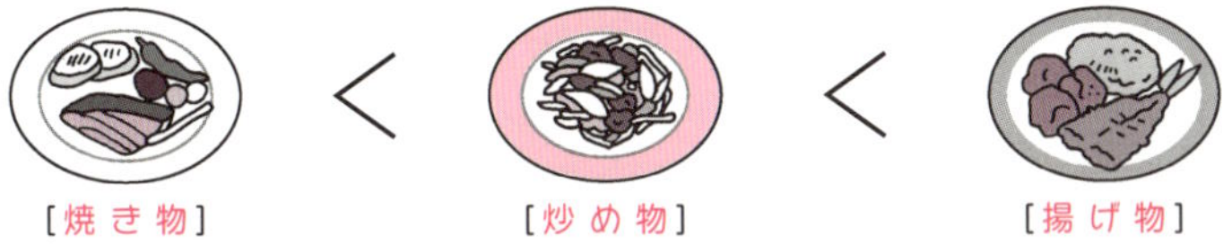

栄養指導のポイント ［動物］性脂肪の過剰摂取は動脈硬化の原因となるので、量や摂取する内容には注意し、［植物］性脂肪や魚の脂を摂るように勧めます。

実践編 5 患者指導に必要な食事療法を理解する 3

習得のコツ カリウムはどの食品にも含まれています。それぞれの患者に適した量を見つけていくようにすることが大事です。

3 カリウムの食事のポイント

[　　] に入る語を選んで書き込んでみよう！ しびれ感　不整脈　心停止　筋力　低下　下痢　嘔吐　尿中　蓄積　低　高　3　5

カリウムの働きとカリウムによる異常

カリウムは代謝や筋肉の収縮に関係するミネラルです。健常人はカリウムをたくさん摂っても[尿中《にょうちゅう》]に排泄することができますが、腎不全状態《じんふぜんじょうたい》では腎臓からのカリウム排泄が[低下]するため、体内に[蓄積《ちくせき》]されます。血清カリウム値が5.5mEq/L以上の場合を[高]カリウム血症といいます。

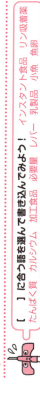

観察のポイント 6.0mEq/Lを超えると[筋力]の低下や[しびれ感]、[不整脈]などの症状が出現し、7.0mEq/L以上では[心停止]の危険があるため、カリウム制限が必要となります。

カリウムが多く含まれる食品

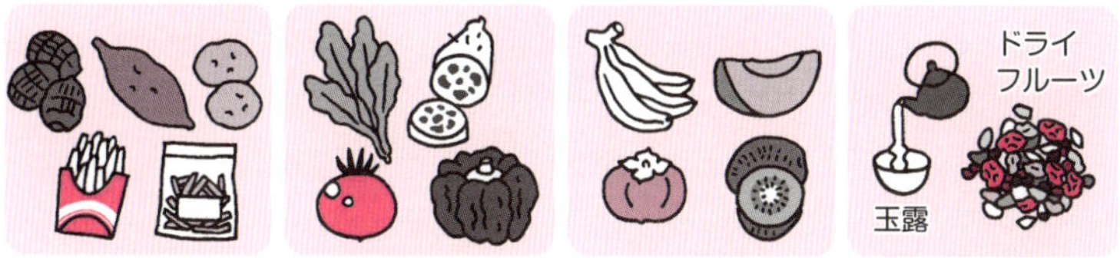

いも類　野菜類　果物類　その他

観察のポイント 食事不足や[下痢《げり》]や[嘔吐]でカリウムの排泄が増えると、[低]カリウム血症となり、けいれん、麻痺《まひ》、不整脈《ふせいみゃく》などを起こします。

カリウムの除去

カリウムは水溶性のため、水にさらしたり、ゆでこぼしたりすることで、[3]～[5]割程度、除去することができます。

栄養指導のポイント 電子レンジでは加熱しても減らないことに注意しましょう。

実践編 5 患者指導に必要な食事療法を理解する 4

習得のコツ リンが多く含まれている食品を把握しましょう。

4 リン・カルシウムの食事のポイント

[　　] に合う語を選んで書き込んでみよう！ インスタント食品　リン吸着薬　たんぱく質　カルシウム　加工食品　必要量　レバー　乳製品　小魚　魚卵

リンが多く含まれる食品

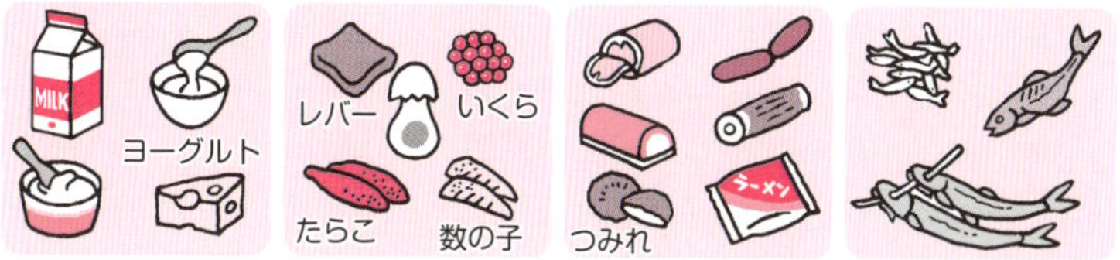
ヨーグルト
レバー
いくら
たらこ
数の子
つみれ

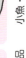

乳製品　レバー・卵類　加工製品・ねり製品　小魚・干物

リンはほとんどの食品に含まれています。リンの多い食品は、チーズ・ヨーグルトといった[乳製品]、じゃこ・ししゃもなどの[小魚]、肉の[レバー]、いくら・数の子などの[魚卵《ぎょらん》]、ハム・ちくわなどの[加工食品]、簡単に手軽に食べることができる[インスタント食品]に多く含まれています。

とくに[たんぱく質]の多い食品には、リンが多く含まれるため、おかずが多くなると過剰摂取につながります。リンは[カルシウム]と関係があるため、[カルシウム]が多い食品にもリンが多く含まれています。また外食は、自宅の食事よりもおかずの量が多く、リンの値も高くなりやすいです。[リン吸着薬《きゅうちゃくやく》]を内服している場合は、摂取するリンの量に合わせた[必要量]の服用が大切です。

栄養指導のポイント 聞き取りでは普段の食事内容に変化があるかどうか確認しましょう。

リン吸着薬は、必要量の内服が大切です。

習得のコツ 減塩の方法だけでなく、減塩の必要性も理解しよう！

5 調理、食べ方での減塩方法

[　　] に合う語を選んで書き込んでみよう！ デジタル計量器　新鮮な食材　香味野菜　体重増加　つける　香辛料　食材　調理　減塩　汁　油

塩分と水分の関係

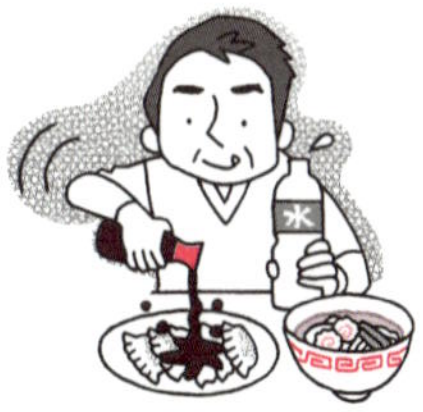

塩分を多く摂ると、体内の塩分濃度が高くなることで水分が欲しくなり、たくさんの水分を摂ってしまいます。水分を摂ることで、さらに塩分が欲しくなり、[体 重 増 加] の原因となります。日々の食事で [減 塩] を意識することは、体重増加を抑え、うまく体重管理をすることにつながります (p.57 参照)。

調理と食べ方の工夫

- みそ汁・うどんは麺《めん》や具《ぐ》だけ食べ、[汁《しる》] は残す。
- 調味料の分量は、目分量《めぶんりょう》ではなく、[デ ジ タ ル 計 量 器《けいりょうき》] を用いて量る。
- 調味料は、かけるよりも別の小皿に入れて [つ け る]。
- こしょう・わさびなどの [香 辛 料《こうしんりょう》]、しょうが・ネギなどの [香 味 野 菜《こうみやさい》] を取り入れる。
- 煮物《にもの》・汁物《しるもの》といった塩分・水分が多い調理方法よりも、揚《あ》げ物《もの》・炒《いた》め物《もの》などの [油] を使用した料理の頻度を増やす。
- 旬《しゅん》の食材や [新 鮮 な 食 材] を利用し、素材の味を活かす。

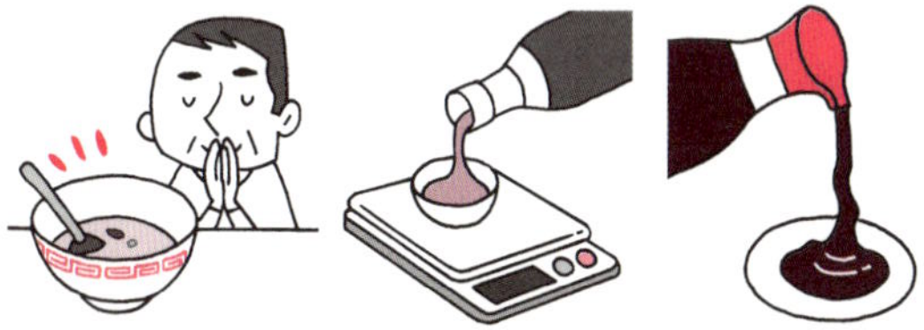

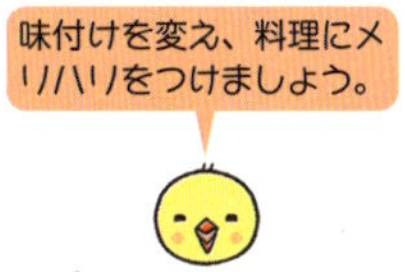
味付けを変え、料理にメリハリをつけましょう。

栄養指導のポイント

飲水量だけでなく、[食 材] や [調 理] に含まれる水分量も意識しましょう。

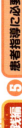

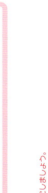

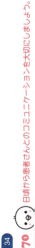

習得のコツ　医療現場で使われる用語には、教科書などに載っていない言い回しがあるので注意します。

1　よく使われる透析室特有の用語

次の欧語に合う日本語を［　　］に書き込んで覚えよう！

	欧語	日本語
A	active vitamin D	➡［活性型《かっせいがた》ビタミンD《ディー》］
	acute blood purification	➡［急性血液浄化《きゅうせいけつえきじょうか》］
	adequacy of dialysis	➡［至適透析《してきとうせき》］
	adjusted calcium	➡［補正《ほせい》カルシウム］
	airdetector	➡［気泡検知器《きほうけんちき》］
	angiography	➡［血管造影《けっかんぞうえい》］
	angiotensin converting enzyme inhibitor	➡［アンジオテンシン変換酵素阻害薬《へんかんこうそそがいやく》］
	anticoagulant	➡［抗凝固薬《こうぎょうこやく》］
	anti-neutrophil cytoplasmic antibody	➡［抗好中球細胞質抗体《こうこうちゅうきゅうさいぼうしつこうたい》］
	arterial line	➡［動脈側《どうみゃくそく》ライン］
	arteriovenous fistula	➡［自己血管使用皮下動静脈瘻《じこけっかんしようひかどうじょうみゃくろう》］
	arteriovenous graft	➡［人工血管使用皮下動静脈瘻《じんこうけっかんしようひかどうじょうみゃくろう》］
	automated peritoneal dialysis	➡［自動腹膜透析《じどうふくまくとうせき》］
B	blood circuit	➡［血液回路《けつえきかいろ》］
	blood flow rate	➡［血液流量《けつえきりゅうりょう》］
	blood pump	➡［血液《けつえき》ポンプ］
	blood purification	➡［血液浄化《けつえきじょうか》］
	blood return	➡［返血《へんけつ》］
	bone alkaline phosphatase	➡［骨型《こつがた》アルカリフォスフォターゼ］

次の欧語に合う日本語を［　　］に書き込んで覚えよう！

	欧語	日本語
C	calcium-phosphate product	➡［カルシウム・リン積《せき》］
	cardiothoracic ratio	➡［心胸比《しんきょうひ》］
	cellulose membrane	➡［セルロース膜《まく》］
	central dialysis fluid delivery system	➡［多人数用透析液供給装置《たにんずうようとうせきえききょうきゅうそうち》］
	coagulation	➡［凝固《ぎょうこ》］
	complementary dialysis	➡［血液透析腹膜透析併用療法《けつえきとうせきふくまくとうせきへいようりょうほう》］
	continuous ambulatory peritoneal dialysis	➡［連続《れんぞく》（持続《じぞく》）携行式腹膜透析《けいこうしきふくまくとうせき》］
D	daytime ambulatory peritoneal dialysis	➡［昼間携行式腹膜透析《ちゅうかんけいこうしきふくまくとうせき》］
	declotting	➡［血栓除去術《けっせんじょきょじゅつ》］
	dialysate	➡［透析液《とうせきえき》］
	dialysate connector	➡［カプラ］
	dialysis	➡［透析療法《とうせきりょうほう》］
	dialysis efficiency	➡［透析効率《とうせきこうりつ》］
	dialysis machine	➡［透析装置《とうせきそうち》］
	dialysis membrane	➡［透析膜《とうせきまく》］
	dialysis time	➡［透析時間《とうせきじかん》］
	dialysis vintage	➡［透析歴《とうせきれき》］
	diffusion	➡［拡散《かくさん》］
E	ectopic calcification	➡［異所性石灰化《いしょせいせっかいか》］
	edema	➡［浮腫《ふしゅ》］
	electrolyte	➡［電解質《でんかいしつ》］
	erythropoiesis stimulating agent	➡［赤血球造血刺激因子製剤《せっけっきゅうぞうけつしげきいんしせいざい》］

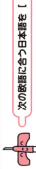

使っているうちに慣れてくるのでがんばりましょう。

次の欧語に合う日本語を［　］に書き込んで覚えよう！

	欧語	日本語
G	graft	➡［人工血管《じんこうけっかん》］
H	home hemodialysis	➡［家庭《かてい》(在宅《ざいたく》)血液透析《けつえきとうせき》］
I	individual dialysis fluid delivery system	➡［個人用透析液供給装置《こじんようとうせきえききょうきゅうそうち》］
L	LDL adsorption therapy	➡［LDL《エルディーエル》吸着療法《きゅうちゃくりょうほう》］
N	nocturnal peritoneal dialysis	➡［夜間腹膜透析《やかんふくまくとうせき》］
O	osmotic pressure	➡［浸透圧《しんとうあつ》］
	overhydration	➡［溢水《いっすい》］
P	peritoneal equilibration test	➡［腹膜平衡試験《ふくまくへいこうしけん》］
	peritoneal function	➡［腹膜機能《ふくまくきのう》］
	peritonitis	➡［腹膜炎《ふくまくえん》］
	plasma exchange	➡［血漿交換《けっしょうこうかん》］
	protein catabolic rate	➡［蛋白異化率《たんぱくいかりつ》］
Q	quantity of blood flow	➡［血液流量《けつえきりゅうりょう》］
	quantity of dialysate flow	➡［透析液流量《とうせきえきりゅうりょう》］
R	renal anemia	➡［腎性貧血《じんせいひんけつ》］
	residual blood volume	➡［残血量《ざんけつりょう》］
	residual renal function	➡［残《ざん》(存《ぞん》)腎機能《じんきのう》］
S	sevelamer hydrochloride	➡［セベラマー塩酸塩《えんさんえん》］
	subcutaneously fixed superficial artery	➡［動脈表在化《どうみゃくひょうざいか》］
	subcutaneously fixed superficial vein	➡［静脈表在化《じょうみゃくひょうざいか》］
T	tidal peritoneal dialysis	➡［タイダル腹膜透析《ふくまくとうせき》］
U	ultrafiltration coefficient	➡［限外濾過率《げんがいろかりつ》］

わからない用語はそのつど調べる習慣をつけましょう。

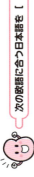

先輩スタッフに聞きながら覚えるのも一つですよ。

習得のコツ 略語が同じでも領域によって意味が違う言葉があるので、透析領域での略語をしっかり覚えましょう。

2 よく使われる透析室特有の略語

次の日本語に合う略語を［　］に書き込んで覚えよう！

	日本語	略語	
A	足関節上腕血圧比《そくかんせつじょうわんけつあつひ》	➡［ABI］	ankle-brachial pressure index
	活性化《かっせいか》凝固時間《ぎょうこじかん》	➡［ACT］	activated coagulation time
	無酢酸《むさくさん》バイオフィルトレーション	➡［AFB］	acetate free biofiltration
	心房性《しんぼうせい》ナトリウム利尿《りにょう》ペプチド	➡［ANP］	atrial natriuretic peptide
	自動腹膜透析《じどうふくまくとうせき》	➡［APD］	automated peritoneal dialysis
	活性化部分《かっせいかぶぶん》トロンボプラスチン時間《じかん》	➡［APTT］	activated partial thromboplastin time
	急性腎不全《きゅうせいじんふぜん》	➡［ARF］	acute renal failure
	閉塞性動脈硬化症《へいそくせいどうみゃくこうかしょう》	➡［ASO］	arteriosclerosis obliterans
	自己血管使用皮下動静脈瘻《じこけっかんしようひかどうじょうみゃくろう》	➡［AVF］	arteriovenous fistula
	人工血管使用皮下動静脈瘻《じんこうけっかんしようひかどうじょうみゃくろう》	➡［AVG］	arteriovenous graft
B	骨型《こつがた》アルカリフォスファターゼ	➡［BAP］	bone alkaline phosphatase
	脳性《のうせい》ナトリウム利尿《りにょう》ペプチド	➡［BNP］	brain natriuretic peptide
	血中尿素窒素《けっちゅうにょうそちっそ》	➡［BUN］	blood urea nitrogen
C	冠動脈《かんどうみゃく》バイパス術《じゅつ》	➡［CABG］	coronary artery bypass graft surgery
	連続《れんぞく》(持続《じぞく》)携行式腹膜透析《けいこうしきふくまくとうせき》	➡［CAPD］	continuous ambulatory peritoneal dialysis
	クレアチニンクリアランス	➡［Ccr］	creatinine clearance
	慢性糸球体腎炎《まんせいしきゅうたいじんえん》	➡［CGN］	chronic (glomerulo) nephritis

略語はABC順に並んでいるので、それもヒントに考えてみよう！

略語が覚えられないときは、何の単語で構成された略語なのか考えてみましょう。

次の日本語に合う略語を［　　］に書き込んで覚えよう！

日本語	略語
慢性腎臓病《まんせいじんぞうびょう》	➡［CKD　］chronic kidney disease
慢性腎臓病骨《まんせいじんぞうびょうこつ》ミネラル代謝異常《たいしゃいじょう》	➡［CKD-MBD］chronic kidney disease-mineral and bone disorder
慢性腎不全《まんせいじんふぜん》	➡［CRF　］chronic renal failure
C反応性蛋白《シーはんのうせいたんぱく》	➡［CRP　］C–reactive protein
心胸比《しんきょうひ》	➡［CTR　］cardiothoracic ratio
手根管症候群《しゅこんかんしょうこうぐん》	➡［CTS　］carpal tunnel syndrome
E 体外限外濾過法《たいがいげんがいろかほう》／イーカム	➡［ECUM《イーカム》］extracorporeal ultrafiltration method
エリスロポエチン	➡［EPO《エポ》］erythropoietin
被嚢性腹膜硬化症《ひのうせいふくまくこうかしょう》	➡［EPS　］encapsulating peritoneal sclerosis
H 血液透析《けつえきとうせき》	➡［HD　］hemodialysis
血液透析濾過《けつえきとうせきろか》／血液濾過透析《けつえきろかとうせき》	➡［HDF　］hemodiafiltration
血液濾過《けつえきろか》	➡［HF　］hemofiltration
ヘパリン起因性血小板減少症《きいんせいけっしょうばんげんしょうしょう》	➡［HIT《ヒット》］heparin-induced thrombocytopenia
N 標準化蛋白異化率《ひょうじゅんかたんぱくいかりつ》	➡［nPCR］normalized protein catabolic rate
腎硬化症《じんこうかしょう》	➡［NS　］nephrosclerosis
P 末梢動脈疾患《まっしょうどうみゃくしっかん》	➡［PAD　］peripheral arterial disease
腹膜透析《ふくまくとうせき》	➡［PD　］peritoneal dialysis
経皮的副甲状腺上皮小体《けいひてきふくこうじょうせんじょうひしょうたい》エタノール注入療法《ちゅうにゅうりょうほう》	➡［PEIT　］percutaneous (parathyroid) ethanol injection therapy
腹膜平衡試験《ふくまくへいこうしけん》	➡［PET　］peritoneal equilibration test

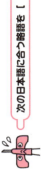

略語の中には、アルファベットの読み方と実際の読み方の違うものがあるので注意しましょう。
例）「EPS」は「イーピーエス」と読みますが、「ECUM」は「イーカム」と読みます。

次の日本語に合う略語を［　　］に書き込んで覚えよう！

日本語	略語
経皮経管的血管形成術《けいひけいかんてきけっかんけいせいじゅつ》	➡［PTA　］percutaneous transluminal angioplasty
副甲状腺《ふくこうじょうせん》ホルモン	➡［PTH　］parathyroid hormone／parathormone
副甲状腺摘出術《ふくこうじょうせんてきしゅつじゅつ》	➡［PTX　］parathyroidectomy
Q 血液流量《けつえきりゅうりょう》	➡［Q_B　］quantity of blood flow
透析液流量《とうせきえきりゅうりょう》	➡［Q_D　］quantity of dialysate (dialysis fluid) flow
濾過速度《ろかそくど》	➡［Q_F　］filtration rate
R レストレスレッグス症候群《しょうこうぐん》	➡［RLS　］restless legs syndrome
S 段階的腹膜透析導入法《だんかいてきふくまくとうせきどうにゅうほう》	➡［SMAP］stepwise initiation of peritoneal dialysis using Moncrief and Popovich technique
T 時間平均血中尿素窒素《じかんへいきんけっちゅうにょうそちっそ》	➡［TAC《タック》-BUN］time–averaged concentration of BUN
膜間圧力差《まくかんあつりょくさ》	➡［TMP　］transmembrane pressure
トランスフェリン飽和度《ほうわど》	➡［TSAT］transferrin saturation
U 除水速度《じょすいそくど》	➡［UFR　］ultrafiltration rate
V バスキュラーアクセス／血管《けっかん》アクセス	➡［VA　］vascular access
バスキュラーアクセスインターベンション治療《ちりょう》	➡［VAIVT］vascular access intervention therapy

略語が出てくると、とまどうと思いますが、毎回調べて1つずつ覚えていきましょう！
覚えたものは使っていくと身についていくと思います。

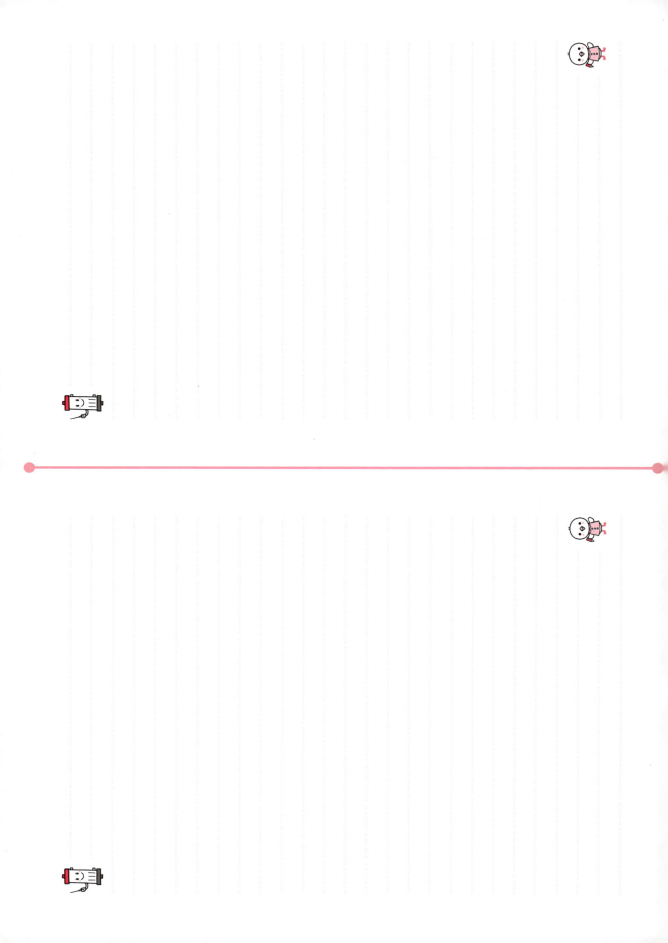

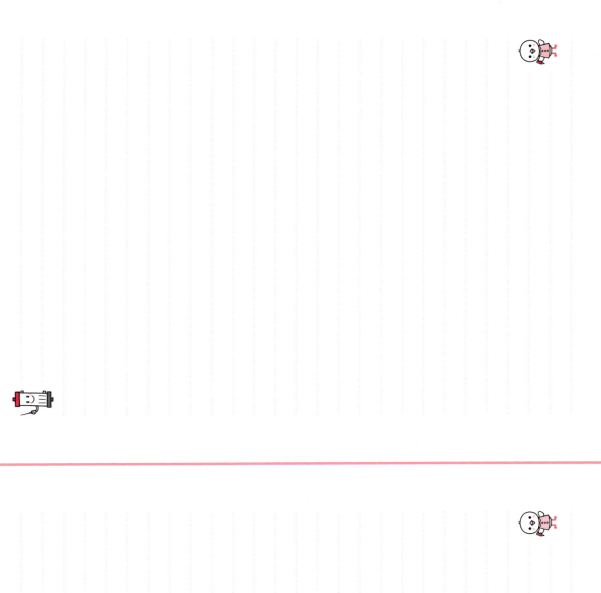